Ulla Rahn-Huber

So werden Sie 100 Jahre

Ulla Rahn-Huber

So werden Sie 100 Jahre

Das Geheimnis von Okinawa
mit Fotos von Eva Huber

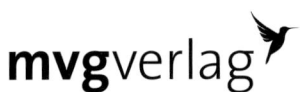

mvgverlag

Bibliografische Information der Deutschen Nationalbibliothek:
Die Deutsche Nationalbibliothek verzeichnet diese Publikation in der Deutschen
Nationalbibliografie; detaillierte bibliografische Daten sind im Internet über
http://d-nb.de abrufbar.

Für Fragen und Anregungen:
ullarahnhuber@mvg-verlag.de

4. Auflage 2013

© 2009 by mvg Verlag, ein Imprint der Münchner Verlagsgruppe GmbH
Nymphenburger Straße 86
D-80636 München
Tel.: 089 651285-0
Fax: 089 652096

Umschlaggestaltung: Die Weiss Werkstatt München
Umschlagabbildung: © Eva Huber, © iStockphoto, © Stockfood
Innen- und Umschlaggestaltung: Julia Jund
Satz: Manfred Zech, Landsberg am Lech
Druck: Graspo CZ, Tschechische Republik
Printed in the EU

ISBN Print 978-3-86882-010-2
ISBN E-Book (PDF) 978-3-86415-168-2
ISBN E-Book (EPUB, Mobi) 978-3-86415-480-5

Weitere Infos zum Thema:

www.mvg-verlag.de
Beachten Sie auch unsere weiteren Verlage unter
www.muenchner-verlagsgruppe.de

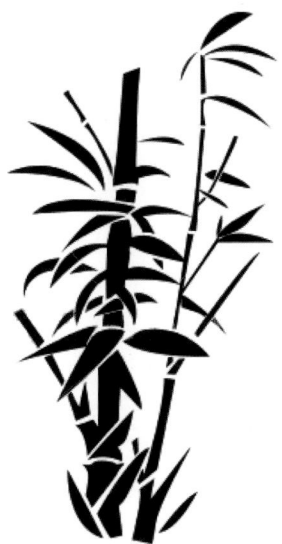

»Es gibt nichts Schöneres für mich, als in einem okinawanischen Haus
auf einer Tatami-Matte zu sitzen, Tee zu trinken und ab und zu ein Stückchen
dunkelbraunen Rohrzucker zu knabbern. Wenn es nicht regnet, ist es völlig still.
Du hörst nichts als das leise Klingeln des Windspiels draußen auf der Veranda.
Ich kann den ganzen Tag so zubringen. Einfach so dasitzen und lauschen.«

Miguel da Luz

Für unsere beiden Omas

Es gibt einen Ort, an dem mehr Menschen ihren
hundertsten Geburtstag feiern als irgendwo sonst auf der Welt.
Dass sie so alt werden, ist erstaunlich genug,
noch unglaublicher aber ist, dass sie dabei so quicklebendig,
lebenslustig, fit und rege bleiben.

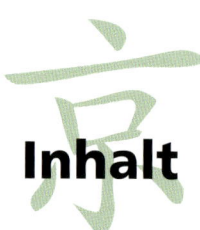

Inhalt

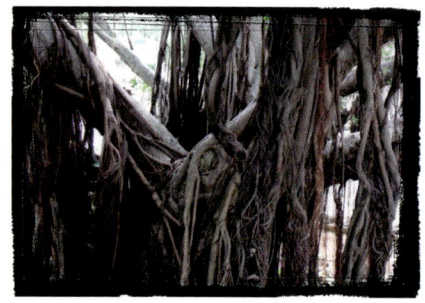

TEIL 1

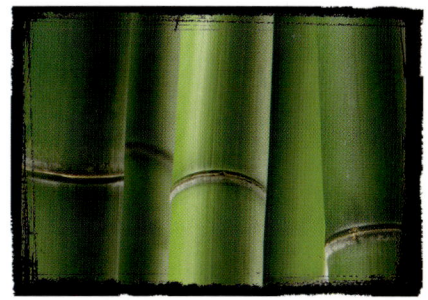

TEIL 2

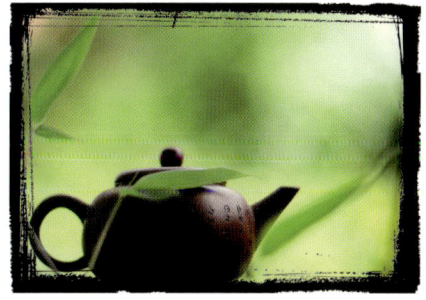

TEIL 3

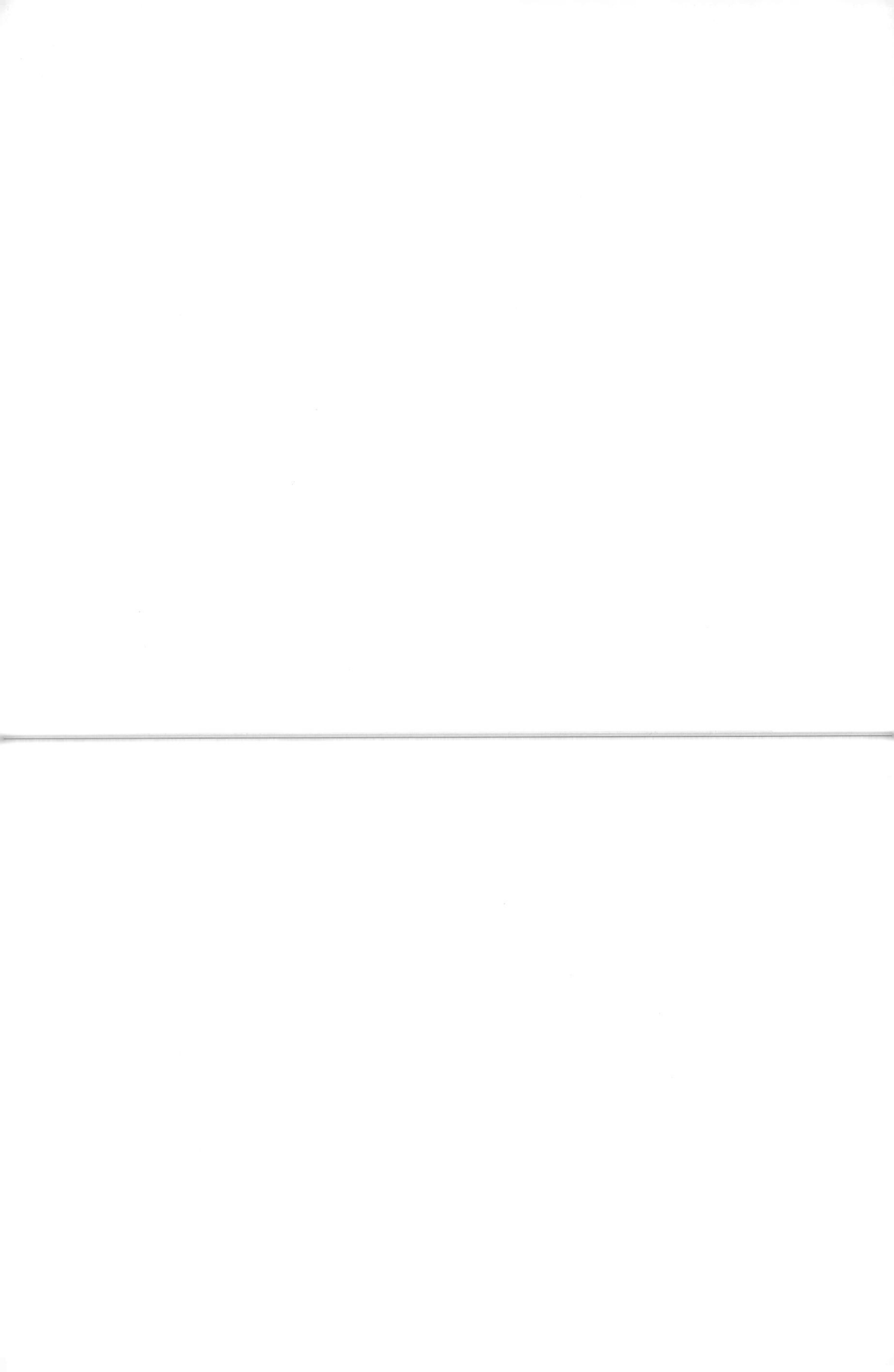

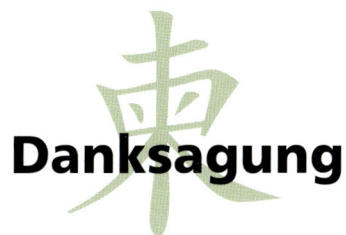

Danksagung

Es ist unmöglich, ein Buch wie dieses allein im stillen Kämmerlein zu schreiben. Ohne die Unterstützung und Anregung von vielen anderen Menschen hätte es nicht entstehen können.

Allen voran danken wir Prof. Makoto Suzuki von der Ryūkyū-Universität, dem Leiter der Okinawa Centenary Study, der sich die Zeit genommen hat, uns die Ergebnisse seines Forschungsprojekts persönlich zu erläutern.

Ein besonderer Dank gilt auch Takashi Kinjo, der uns auf Okinawa so viele Türen geöffnet und das Buch in dieser Form erst möglich gemacht hat. Einen Dank auch an Yoichiro Hirakawa und das ganze Team vom OCVB, dem Tourismus-Büro von Okinawa!

Unsere Verbundenheit gilt Miguel da Luz, dem bretonischen Karatemeister, der seit 15 Jahren auf dem Archipel lebt und uns mit seinen perfekten Japanischkenntnissen über sämtliche Sprachbarrieren bravourös hinweggeholfen hat. Er ermöglichte uns nicht nur einen Einblick in die okinawische Kampfkunst, sondern wies uns als aufmerksamer Beobachter seiner Wahlheimat auf viele Details hin, die uns sonst sicher entgangen wären.

Sehr verbunden sind wir auch Sensei Minoru Higa und seiner Frau, der Tanzmeisterin Noriko Higa. Von beiden durften wir so vieles lernen.

Wir danken Takara Kouki für seine Herzlichkeit und dafür, dass er uns seine Heimatinsel durch die Brille eines Einheimischen hat sehen lassen. Ohne ihn hätten wir nie einen so authentischen Eindruck von Okinawa bekommen können.

Ein weiterer Dank gilt Emiko Kinjo, der großartigen Köchin aus Ogimi, die uns in ihre Töpfe gucken ließ und uns viel über die okinawische Küche verraten hat.

Wir danken Lisa Konik vom Tokyo Dai-ichi Hotel für ihre Freundschaft und organisatorische Unterstützung sowie Makoto Umeda und seinem Team für die liebevolle Bewirtung. 11 000 Kilometer von daheim haben wir uns bei euch wie zu Hause gefühlt!

Vielen Dank auch an Harald Jösten, der uns in Deutschland an der Heimatbasis bei den Recherchen für unser Projekt eine wertvolle Hilfe gewesen ist.

Und last, but not least: Danke den Oba-chans und Ojii-chans, den Omas und Opas von Okinawa, die uns an ihren wunderbaren Geschichten und Erfahrungen teilhaben ließen. Sie zu erleben hat uns in unserem Wunsch bestärkt, selbst hundert Jahre alt zu werden. Wenn nicht hundertzwanzig!

Ode an Oma – Warum ich mit acht Jahren beschloss, sehr, sehr alt zu werden

Ich war acht, als ich beschloss, sehr, sehr alt zu werden. In jenem Jahr nämlich feierte meine Oma ihren achtzigsten Geburtstag. So einen Tag wollte ich selbst auch unbedingt erleben – und noch viele, viele weitere feierliche Geburtstage. Nicht nur die Familie war vollzählig zum Feiern erschienen, sondern das ganze Dorf. Und das Geburtstagskind nahm so strahlend die Ovationen entgegen, genoss die Gesellschaft so sehr, dass alt zu werden mir als das allererstrebenswerteste Ziel auf Erden erschien.

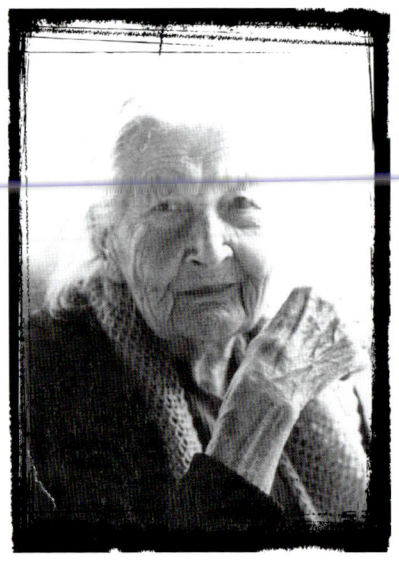

Auch wenn ich mich im Laufe der Jahre manchmal gefragt habe, ob mir nicht der Spruch von Mae West: »Alt werden ist nichts für Feiglinge«, doch mehr aus dem Herzen spricht, hat mich meine Reise zu den glücklichen Alten von Okinawa vollends überzeugt: Ich bleibe dabei! Ich will hundert werden! Nein, hundertzwanzig! Denn auf dem Archipel im Südpazifik habe ich eines gelernt: Der Mensch kann alt werden und dabei selbstbestimmt und zufrieden sein. Er kann bis ins Greisenalter geistig wie körperlich fit, lustig, fröhlich bleiben und im Freundeskreis sowie im Kreis der Familie aufgehoben sein. Geselligkeit, Lebenslust und Lebendigkeit müssen nicht im Widerspruch zum Altwerden stehen!

Doch fangen wir von vorne an. Meine Oma wurde 1883 geboren. Allein diese Tatsache erfüllte mich als Kind mit Stolz, hatte damals doch sonst niemand eine Oma aus dem vorigen Jahrhundert! Sie war in kargen Verhältnissen auf einem Bauernhof in Oberbayern aufgewachsen. Ihr Leben war alles andere als einfach gewesen. Das Schicksal hatte ihr schwer zugesetzt. Armut, schwere Arbeit, der frühe Tod ihres Mannes, fünf Kinder, von denen eines mit zwei Jahren starb, eines im Krieg geblieben und eines freiwillig aus dem Leben geschieden war …

Doch verbittert habe ich sie nie erlebt. Im Gegenteil. Sie lachte gern. Sie war eine leidenschaftliche Erzählerin und eine aufmerksame Zuhörerin. Und sie hatte diese wunderbaren

Hände – von vielen Adern durchzogen, die Haut transparent wie knittriges Pergament. Wenn ich sie zwischen Daumen und Zeigefinger fasste und hochzog, blieb noch lange eine Falte stehen, was ich als Kind überaus faszinierend fand.

Wie ich ihre Falten liebte! Viel mehr als heute die Fältchen in meinem eigenen Gesicht. Meine Oma war für mich die schönste Frau auf der Welt.

Dieses Bild vom Alter hat mich geprägt. Und solange ich denken kann, war ich auf der Suche nach dem Geheimnis, das Menschen auf diese Weise alt werden lässt. Schlank, gesund (noch mit neunzig griff Oma zum Beil, um Kleinholz zum Anfeuern des Ofens zu spalten), humorvoll, geistig wach und alles andere als einsam, weil von so vielen geliebt.

Ein zweites Schlüsselerlebnis hatte ich in diesem Zusammenhang, als mein Vater mit 63 Jahren einen Herzinfarkt erlitt. Ich war 17, als das geschah. Er nahm den Zusammenbruch zum Anlass, vorzeitig in den Ruhestand zu gehen. Kaum hatte er sich einigermaßen erholt, kehrten meine Mutter und er der Großstadt den Rücken und zogen aufs Land. Zu Oma. Sechs Wochen später kam ich zum ersten Mal zu Besuch. Als ich auf das Haus zuging, stand mein Vater draußen vor der Tür. Ich erkannte ihn kaum wieder. Aus dem lebendigen, umtriebigen, energiegeladenen Manager, den wir in der Familie nicht ohne Grund »Boss« nannten, war urplötzlich ein alter Mann geworden.

Nicht nur die Krankheit, sondern auch das Wegbrechen seiner Lebensaufgabe mag der Anlass dafür gewesen sein. Aber mir fiel auf, dass sowohl er als auch meine Mutter generell weniger gut alterten als meine Oma. Lag das an der Ernährung? Während sie sich weitgehend von Haferflockensuppe, dem Obst aus dem eigenen Garten und sonntags einem Scheibchen Fleisch ernährt hatte, mochten meine Eltern deftige Kost in großen Portionen. Ob Eisbein mit Schwarte, Kalbshirn mit Bratkartoffeln oder Leberwurst nach Hausmacher Art: Das Essen war fett, und es gab täglich Fleisch. So viel, dass ich – vielleicht aus Trotz – in jungen Jahren zur Vegetarierin wurde.

Springen wir ins Jahr 1993. Ich war 37, hatte einen Mann und zwei Töchter. Und Brustkrebs. Obwohl ich vegetarisch aß, meine Kinder lange gestillt hatte, nicht rauchte, kaum Alkohol trank. Und obwohl ich mich mit gesunder Ernährung bestens auskannte. Was hatte ich nicht alles über das Thema gelesen. Nur: hatte ich es auch umgesetzt? In meinem stressigen Alltag als Hausfrau, Mutter und Freiberuflerin hatte ich mir, wenn mich der Hunger wieder einmal so sehr packte, dass ich zittrige Finger bekam, einen Kaffee und ein Käsebrot gemacht. Den Kaffee trank ich. Das Käsebrot blieb liegen. Die Krankheit war wie ein Tritt in den Hintern.

Diesmal fing ich wirklich an zu lernen. Und das Gelernte umzusetzen. Ich machte eine Ausbildung in Lebensberatung und Coaching, um für mich selbst Möglichkeiten zur Stressbewältigung zu finden. Ich wurde nicht nur Ernährungs- und Gesundheitsberaterin, sondern richtete meinen Speiseplan nicht nur theoretisch, sondern auch in der Praxis auf Gesundheit und Wohlbefinden aus. Die Themen, über die ich schrieb, wandelten sich mit meiner Lebensweise. Der Wellness-Gedanke rückte in den Vordergrund.

Dann kam das Jahr 2004. Genauer gesagt: der 25. Juli 2004. Ein ganz gewöhnlicher Tag eigentlich. Bis ich abends im Fernsehen zufällig in dem Augenblick in den Weltspiegel hineinschaute, als ein Bericht von Mario Schmidt, dem ARD-Korrespondenten in Tokio, angekündigt wurde. Die Insel der Hundertjährigen lautete der Titel. Und so erfuhr ich von Okinawa, jenem Ort, an dem es mehr Hundertjährige gibt als irgendwo sonst auf der Erde.

Wie sehr mich diese alten Menschen an Oma erinnerten! Sie wirkten genauso gelassen, fröhlich, ausgeglichen, geistig wach und physisch gesund. Sie hatten dieses Strahlen in den Augen. Sie haben mich nicht mehr losgelassen!

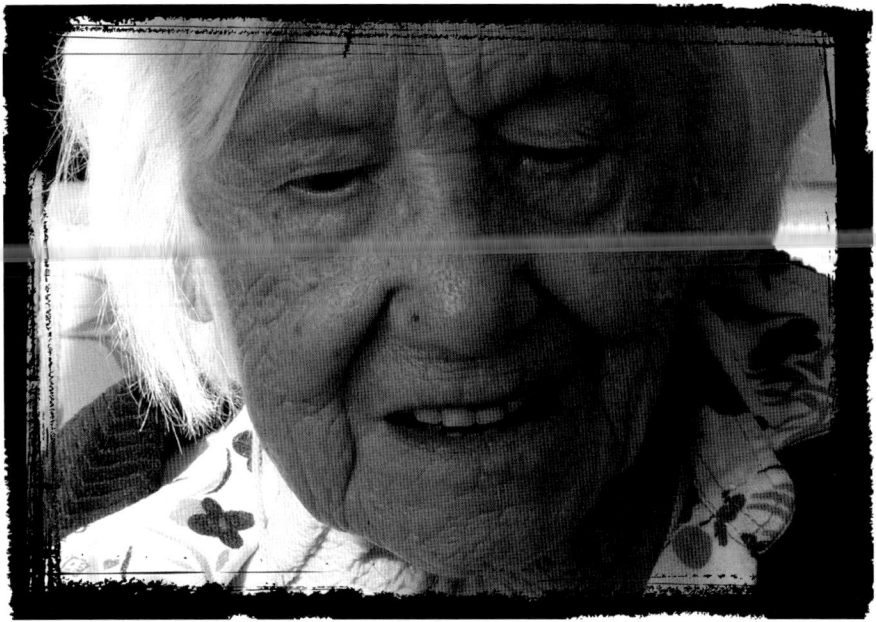

Das Wunder von Okinawa ist von Wissenschaftlern über 25 Jahre hinweg hervorragend dokumentiert und in allen Einzelheiten ergründet worden. Und für mich war es so, als würden sich auf einmal all die Puzzleteile, die ich bis dahin gesammelt hatte, zu dem Bild zusammenfügen, nach dem ich die ganze Zeit gesucht hatte: Hier lag der Schlüssel zum erfolgreichen Altern.

Seither habe ich mich eingehend mit dem Archipel im Südpazifik befasst. Nach umfang-reichen Recherchen habe ich mich im Herbst 2008 auf den weiten Weg in den Südpazifik gemacht, um mir das Phänomen der glücklichen Alten mit eigenen Augen anzuschauen. Meine Tochter Eva hat mich begleitet. Auch sie wandelt auf den Spuren ihrer Großmutter: Ihre Oma väterlicherseits (also meine Schwiegermutter) hat 2008 ihren 95. Geburtstag gefeiert. Sie ist Malerin und geistig absolut fit, lebt jedoch aufgrund körperlicher Gebrech-lichkeit seit einigen Jahren im Altersheim – eine Tatsache, über die sie selbst sehr unglück-lich ist, weil sie, wie sie sagt, nur von Alten umgeben sei. Die hätten den Sinn für Humor verloren und seien nicht mehr klar genug, um einen Witz zu verstehen. Sogar die Freude am künstlerischen Schaffen hat sie verloren. Da sie weit weg in Tirol lebt, können wir sie nicht allzu häufig besuchen, und so blüht sie regelrecht auf, wenn einer aus der Familie kommt und sie jemanden hat, mit dem sie scherzen und dem sie Geschichten erzählen kann. Kaum hat sie Gesellschaft, kehrt das Leuchten in ihre Augen zurück.

Auf Okinawa haben die Alten einen Weg gefunden, der es den allermeisten von ihnen ermöglicht, bis zuletzt unabhängig und selbstbestimmt zu leben. Sie blühen nicht nur für einen kurzen Moment auf, sondern scheinen sich generell auf der Sonnenseite des Lebens zu bewegen. Ihre Augen strahlen immer.

Ihrem Geheimnis auf die Spur zu kommen, war das Ziel unserer gemeinsamen Reise. Ich schrieb und Eva fotografierte. So ist das Ganze zu einem Mehr-Generationen-Projekt ge-worden – von der Urgroßmutter zur Urenkelin.

Das Ergebnis? Sie halten es in Händen.
Und wenn Sie mögen, kommen Sie mit.
Auf nach Okinawa!

Ulla Rahn-Huber, im November 2008

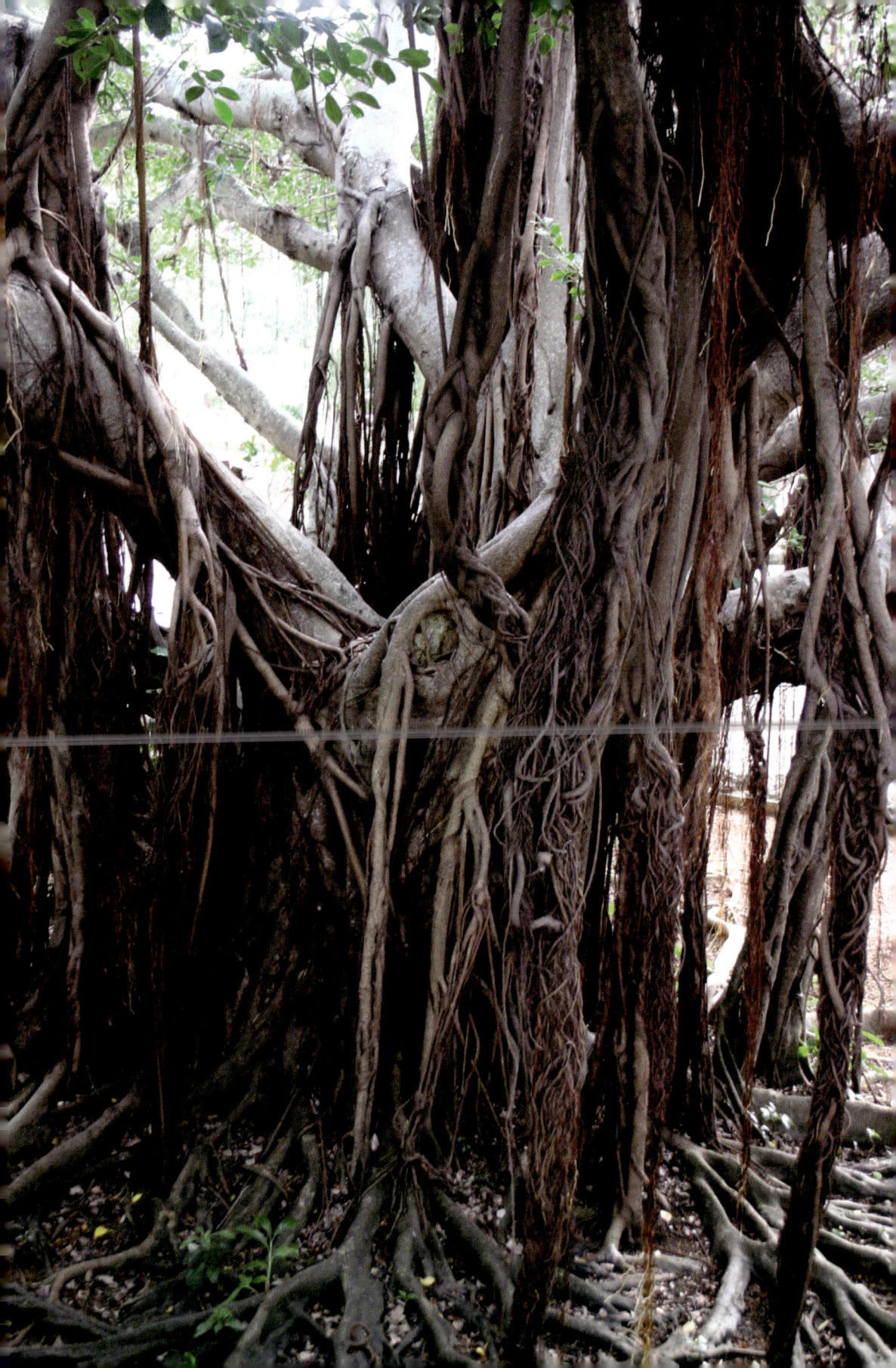

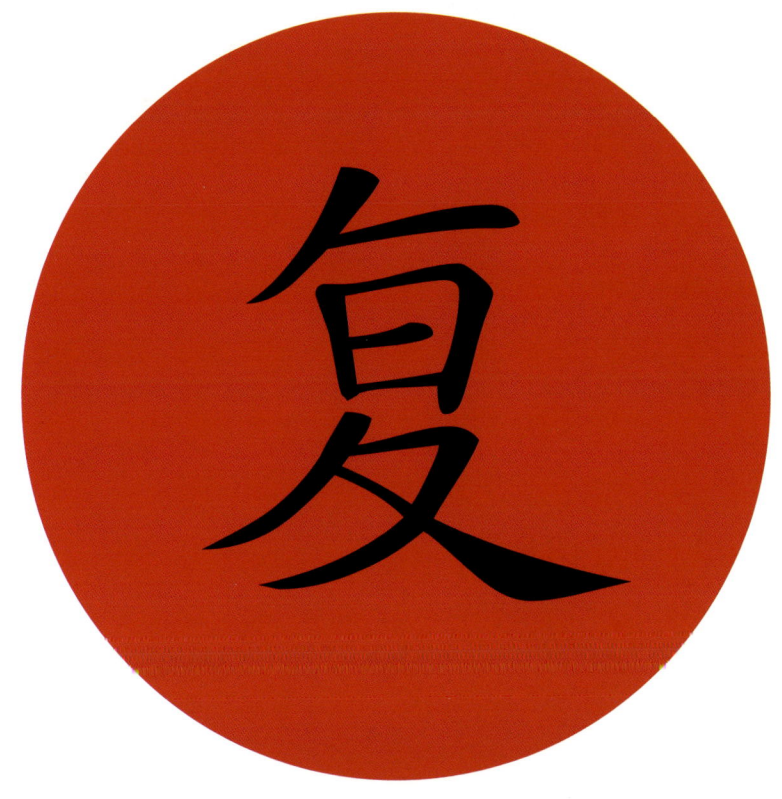

TEIL 1

Die Inseln der Hundertjährigen

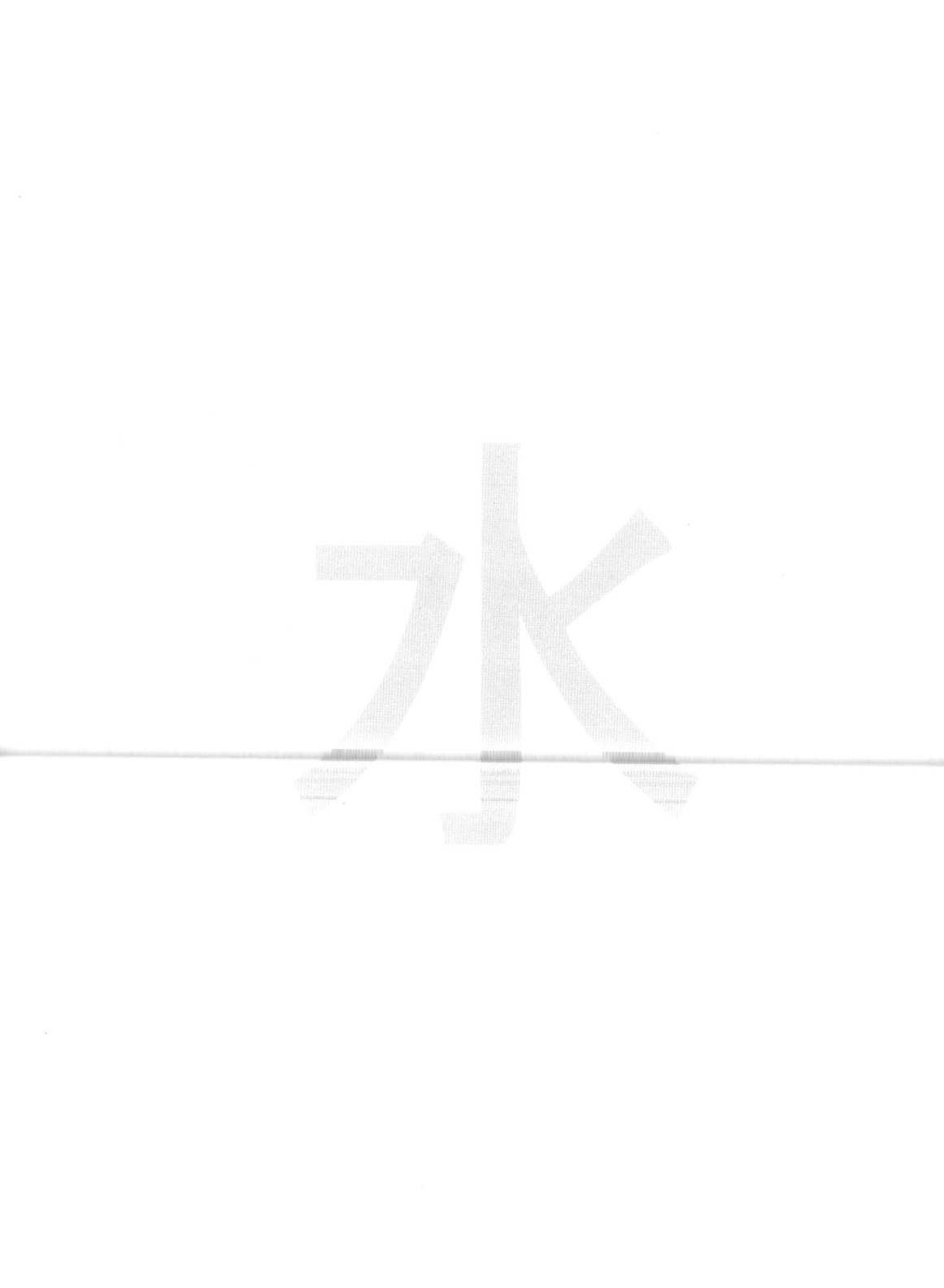

Okinawa:
Ein Archipel stellt sich vor

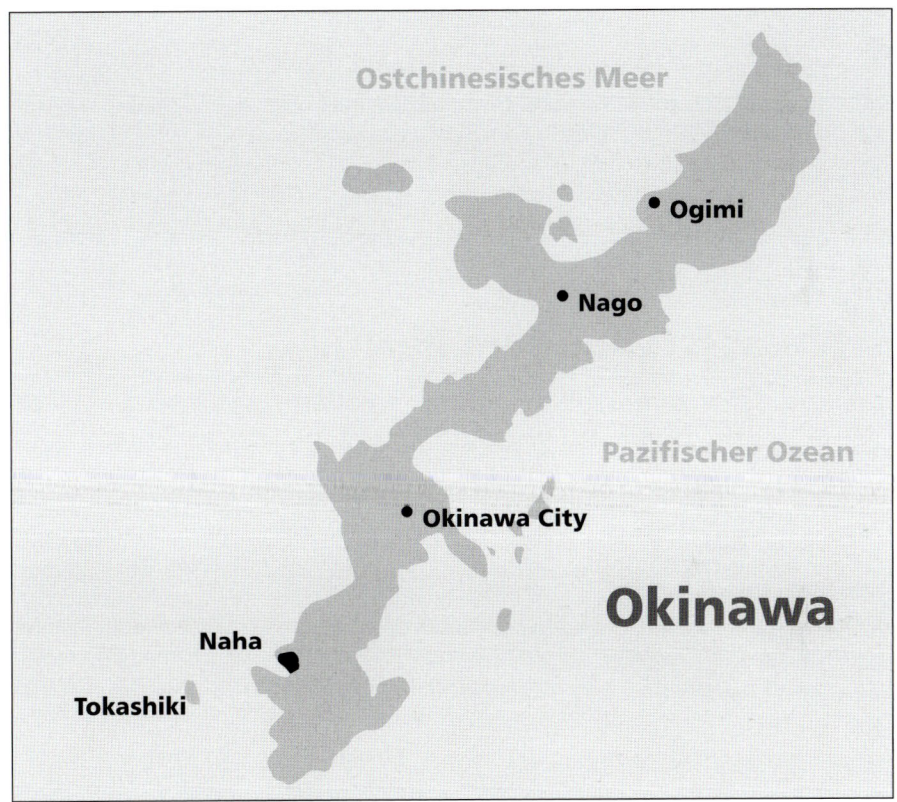

Die lang gestreckte Hauptinsel des Archipels

Die einen nennen das zu Japan gehörende subtropische Inselreich im Pazifik angesichts seiner beeindruckenden Artenvielfalt das Galapagos des Ostens, die anderen sprechen wegen seiner idealen Bademöglichkeiten und der guten Erreichbarkeit – von Tokio aus dauert der Flug nur zweieinhalb Stunden – vom »japanischen Mallorca«.

Damit aber sind die Ähnlichkeiten mit der Deutschen liebster Urlaubsinsel bereits erschöpft. Schon der Blick aus der Luft beim Anflug auf den Archipel mit seinen über 150 Eilanden lässt keine Zweifel offen: Wir sind hier nicht am Mittelmeer! Dies hier erinnert eher an die Südsee. Kein Wunder, denn wir befinden uns in etwa auf einem Breitengrad mit der Inselwelt Polynesiens. Die Strände sind so unglaublich weiß! Und das Meer ist so glasklar, dass kaum auszumachen ist, wo das Wasser aufhört und das Land beginnt. Ein Paradies, zweifellos. Und das nicht nur für Urlauber, sondern offenbar auch für die Insulaner selbst. Denn schließlich leben hier, gemessen am Bevölkerungsdurchschnitt, die meisten Hundertjährigen weltweit.

Sich Okinawa als eine Art idyllischen Vorgarten im Reich der aufgehenden Sonne vorzustellen, ginge jedoch an der Realität vorbei. Die aus drei Inselgruppen (Miyako, Yaeyama und Okinawa) bestehende Präfektur Okinawa ist die ärmste in ganz Japan. Und mehr als einmal ist der Archipel zwischen die Mühlsteine militärischer Interessen geraten. Die tiefen Narben, die er davongetragen hat, prägen noch heute sein Gesicht.

民 Schlüsselstellung im Pazifik

Ein Beispiel dafür, wie sich die Insulaner mit diplomatischem Geschick den Übergriffen der Mächtigen zu entziehen wussten, finden wir im höfischen Zeremoniell: Wenn die Gesandten des Kaisers von China im Palast von Shuri weilten, wurden sie nicht nur üppig verköstigt, sondern auch mit Tanz und Gesang unterhalten. Vorsichtshalber ließ man dabei als Frauen verkleidete Männer auftreten. Nie hätte man einem Emissär des großen Bruders den Wunsch abschlagen können, eine der Tänzerinnen als Gespielin für die Nacht zu wählen. So aber zuckten sie nur die Achseln: Aber gerne doch. Bloß – die Schöne ist ein Kerl!

Warum sich die Menschen auf Okinawa bis heute nicht japanisch fühlen – noch nicht einmal in der modernen, pulsierenden Inselhauptstadt Naha – verrät ein Blick in die Vergangenheit: Die Ursprünge der sich über eine Länge von 1300 Kilometern hinstreckenden Inselgruppe liegen im alten Königreich Ryūkyū, das so lange als unabhängiger Staat bestehen konnte, wie es ihm gelang, den diplomatischen Spagat zwischen zwei mächtigen Nachbarn zu vollbringen: China im Westen und Japan im Norden.

Die Könige von Ryūkyū waren sich bewusst, dass sie einen Kampf gegen das Reich der Mitte nur verlieren konnten. Ihre Taktik zur Wahrung ihrer Unabhängigkeit bestand darum in der freiwilligen Unterwerfung. Symbolisch brachten sie diese zum Ausdruck, indem sie ihrem Wappentier – dem Drachen – eine Klaue nahmen. Statt fünf wie bei den Chinesen hat der ihre nur vier. Solchermaßen besänftigt gewährte der große Nachbar im Osten den Insulanern weitgehende Freiheit.

Dass Ryūkyū gleichzeitig zwei Herren diente und sich nicht nur dem chinesischen, sondern auch dem japanischen Machtanspruch beugte, behielt man tunlichst für sich. Der Shuri-Palast und das königliche Gästehaus in den Gärten von Shikina zeugen noch heute von diesem Spiel: Es gibt jeweils zwei Seitenflügel mit Schlafgemächern, von denen einer nach Westen Richtung China und der andere nach Norden Richtung Japan ausgerichtet ist.

Das Ganze ging so lange gut, bis die Expansionsgelüste des Tennō Mutsuhito, der sich Meiji nannte, im Jahre 1879 überwogen und Japan sich zu einer Annexion der Inseln entschloss. Die Herzen der Okinawer konnten die neuen Herren nie wirklich erobern, nicht zuletzt, weil sie diese herablassend als arme Verwandte behandelten, die man am unteren Ende der Tafel Platz nehmen lässt. Dass die Alten heute noch Uchinaguchi, die alte Sprache ihrer Vorfahren, sprechen, ist Zeichen für diese innere Distanz. Die Jungen sind mit Japanisch groß geworden. Doch auch sie reden in einem unverkennbaren, von Japanern oft belächelten Dialekt.

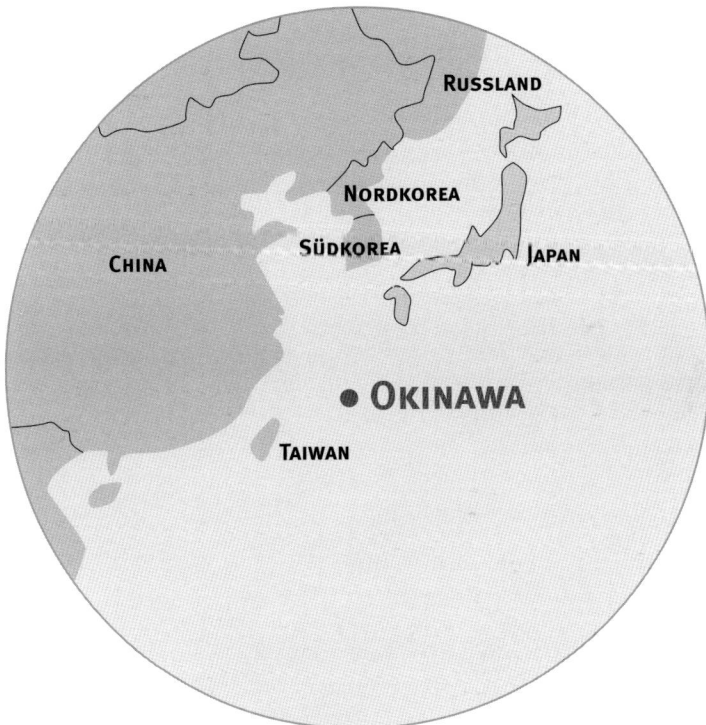

Zwischen zwei großen Brüdern: China im Westen, Japan im Norden

Nachdem im September 1995 ein zwölfjähriges Mädchen von drei GIs vergewaltigt wurde, gingen 80 000 Okinawer auf die Straße und machten ihrem Zorn über die andauernde US-amerikanische Militärpräsenz Luft.

Viele Einheimische wären die Amerikaner lieber heute als morgen los. Doch es gibt auch andere Stimmen, die bei einem Abzug der Soldaten massive wirtschaftliche Folgen für die einheimische Bevölkerung fürchten.

Im Zweiten Weltkrieg erwies sich Okinawas besondere geografische Lage als verhängnisvolles Unglück: Die Hauptinsel des Archipels liegt wie ein Schutzschild vor der Südflanke der japanischen Hauptinsel, und so versuchte der Tennō hier, eine Barriere gegen die vorrückenden Amerikaner zu errichten. Die Amerikaner ihrerseits sahen in Okinawa das Sprungbrett für die geplante Invasion ins Reich der aufgehenden Sonne. Mehr als neunzig Tage tobte der »Taifun aus Stahl«, die letzte, grausamste Schlacht des Zweiten Weltkriegs. Er forderte 200 000 Todesopfer und löschte ein Drittel der Zivilbevölkerung aus.

Wieder wurden die Inseln besetzt, diesmal von den Amerikanern. Erst 1972 wurde Okinawa an Japan zurückgegeben. Seither hat sich manches geändert. Man zahlt wieder in Yen statt in Dollar, der Linksverkehr wurde eingeführt – aber das, was sich eigentlich hätte ändern sollen, blieb bestehen: die US-Militärbasen. Trotz erbitterter Gegenwehr der Inselbewohner ist ihre Zahl seit Kriegsende sogar noch gestiegen. Nicht weniger als 26 000 Mann sind hier stationiert. Die geradezu ideale Lage im Südpazifik ist den US-Strategen zu wichtig, um sich zurückzuziehen. Okinawa gilt ihnen als ein großer »unversenkbarer Flugzeugträger«. Mehr als dreißig Stützpunkte gibt es mittlerweile. Sie belegen etwa 20 Prozent der Gesamtfläche der Hauptinsel. Die Kadena Air Base ist der größte US-Luftwaffenstützpunkt in ganz Ostasien.

Wenn man die Route 58 von Naha aus gen Norden fährt, kommt man an kilometerlangen Zäunen vorbei, und in Städten wie Okinawa-City fühlt man sich beim Anblick der für die GIs entstandenen Anti-Heimweh-Infrastruktur von Bars, Steakhäusern, Fast-Food-Läden und Spielsalons fast wie auf dem Sunset Strip von Los Angeles. Einzig die allgegenwärtigen Kanji-Schriftzeichen fallen aus dem Rahmen.

节 Es lebe das Chanpuru

Dass ausgerechnet die friedliebenden Okinawer, die sich in ihrer 450 Jahre währenden Geschichte als eigenständiges Königreich aus allen kriegerischen Auseinandersetzungen ihrer Nachbarn herausgehalten haben und sich weigerten, auch nur eine fremde Garnison auf ihrem Territorium stationieren zu lassen, auf derart grausame Weise in das Räderwerk der Geschichte gerieten, ist eine herbe Ironie des Schicksals.

Doch bei allen bitteren Gefühlen gegenüber Japanern und Amerikanern, die im Gespräch mit Einheimischen deutlich spürbar sind, haben die Insulaner doch ihre ganz eigene Art, mit den Folgen der Invasionen und den sich daraus ergebenden fremden kulturellen Einflüssen umzugehen: Nicht zu Unrecht sind sie stolz auf ihre Chanpuru-Kultur, die das Mischen zum Prinzip erhebt. Wie bei ihrem Nationalgericht Chanpuru alle Zutaten im Wok zusammen gegart werden, so haben es die Okinawer stets verstanden, Einwirkungen von außen auf eine Art und Weise aufzunehmen und zu integrieren, dass am Ende doch immer eine typisch okinawanische Mischung dabei herauskommt.

Als wir wissen wollen, wie man in Okinawa heute den Amerikanern begegnet, antwortet Koukisan, unser einheimischer Führer, mit philosophischer Weisheit: »Wir sind zu allen Menschen freundlich, egal, woher sie kommen. Wir können gut zwischen Einzelpersonen und dem Militär unterscheiden.«

快 Lust auf Okinawa-Feeling

Wenn man Einheimischen die Frage nach ihrer Herkunft stellt, kommt als Antwort unweigerlich: Aus Okinawa! Nicht etwa Japan. Und wenn sie erklären sollen, was Okinawer mit Japanern gemeinsam haben, geraten sie ins Grübeln. Die Leute von der Hauptinsel sind so anders. So kühl, so förmlich, so hektisch …

Im alten Ryūkyū gehen die Uhren anders, hier gilt »Uchina time«, die Okinawa-Zeit, und deren Takt ist von Gelassenheit bestimmt. Es scheint, als hätte man auf dem Archipel das Prinzip der Entschleunigung erfunden. Klar versucht man, pünktlich zu sein, aber niemand regt sich auf, wenn jemand dann doch eine halbe Stunde später als vereinbart erscheint. Man hat Verständnis für widrige Umstände, will nicht, dass jemand aus Eile einen Unfall riskiert.

Über Verzögerungen regt sich keiner auf – mit Ausnahme der Firmenchefs, die vom Mutterland hierhergekommen sind und für die strikte Pünktlichkeit und eine geradezu unterwürfige Dienstbeflissenheit von Mitarbeitern immer das Selbstverständlichste der Welt gewesen ist. Sie verzweifeln an der Uchina time, und manch einer hat sich geschworen, nur noch Japaner von der Hauptinsel als Mitarbeiter einzustellen.

Was könnte die gemächliche Gangart des Archipels besser symbolisieren als das Wasserbüffeltaxi, das auf manchen der kleineren Inseln auch heute noch verkehrt? Das Tier bewegt sich halb so schnell voran wie ein Mensch beim Spazierengehen, aber es kennt seinen Weg von ganz allein. So bleibt dem »Taxifahrer« jede Menge Zeit, um seinen Passagieren Geschichten zu erzählen oder ihnen auf der Sanshin – der 3-saitigen Okinawa-Gitarre – etwas vorzuspielen …

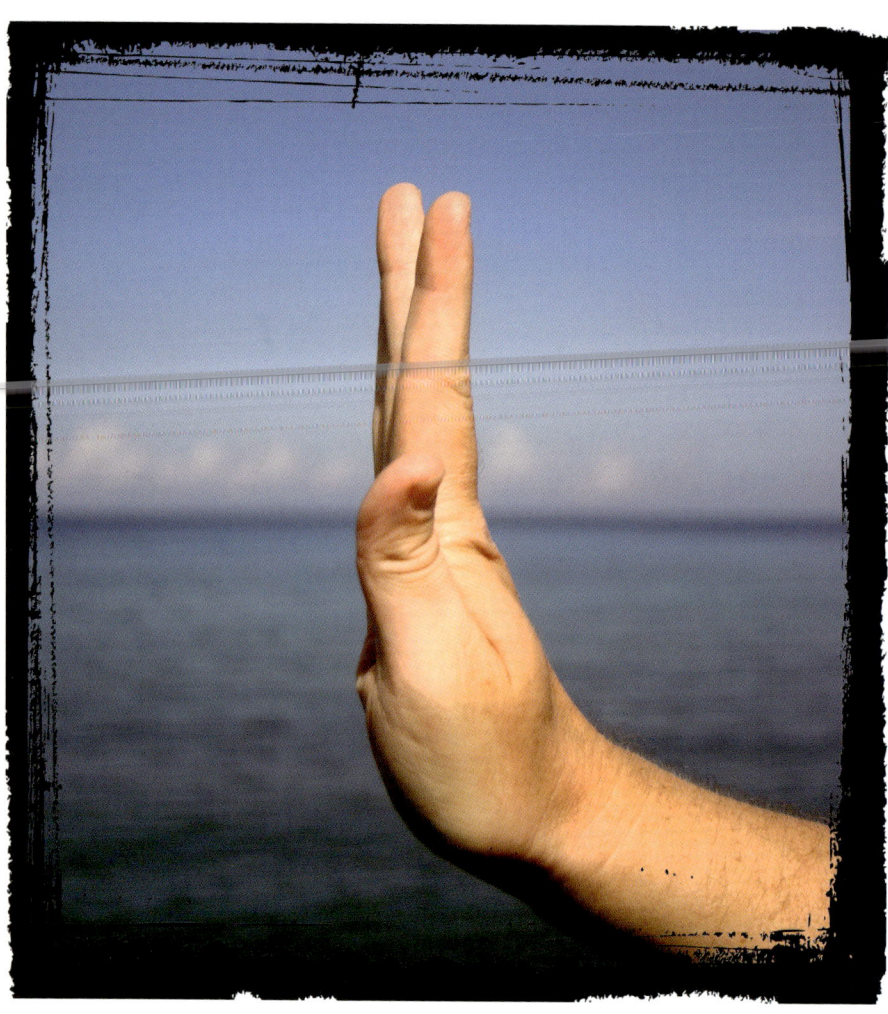

Diese Gelassenheit macht Okinawa inzwischen für viele Japaner attraktiv. Wer als Groß-städter dem Leistungsdruck entfliehen will, findet hier eine neue Heimat im eigenen Land: Erst kommen sie, um hier ihren knapp bemessenen Urlaub zu verbringen, dann bauen sie ein Haus und lassen sich nieder. Sie sind vom Okinawa-Bazillus infiziert.

Der Name der Inselgruppe ist mittlerweile zum Synonym für Leichtigkeit und Lebensfreu-de geworden, zum Gegenentwurf des von Zeitknappheit und Karrierezwängen diktierten Alltags in der modernen japanischen Gesellschaft.

So gut wie alle Touristen, die ihren Weg hierher finden, kommen von der Hauptinsel. Was sie suchen, sind ein paar Tage Erholung auf einer Nachbarinsel. Was sie finden, ist eine geniale Mischung aus Exotik und Vertrautheit. Die Inselbewohner sprechen japanisch, aber im Herzen sind sie es nicht. Sie sind lauter, chaotischer, lebenslustiger, herzlicher, sangesfreudiger. Und sie kennen das Geheimnis des langen Lebens. Auch darum ist Oki-nawa vielen eine Reise wert!

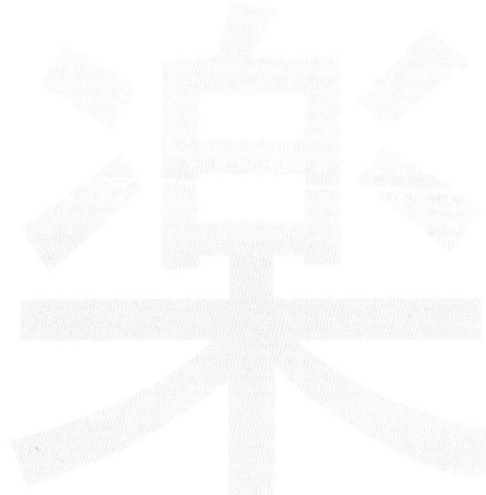

Wirklich ein Wunder?
Shangri-La und
andere Legenden

Immer wieder wurde in der Vergangenheit von Inseln der Seligen berichtet, in denen die Menschen älter werden als andernorts. Wer erinnert sich nicht an die zerfurchten und doch zufriedenen Gesichter bulgarischer Bauern und Hirten, die auf den Werbeplakaten von Knoblauchpillen-Herstellern oder Joghurt-Fabrikanten prangten. Ob in den GUS-Staaten, in den ecuadorianischen Anden oder in Pakistan – in bestimmten Gegenden der Erde werden offenbar öfter als anderswo hundertste Geburtstage gefeiert. Ist Okinawa also nur ein Ort unter vielen? Ist Okinawa wirklich ein Wunder?

Schauen wir einmal näher hin. Wie war das mit den Hunzukuc, einem Naturvolk in Pakistan, das seiner fleischarmen Ernährung, einem besonders mineralstoffhaltigen Trinkwasser, einer Art Vollkornbrot und besonderen »Himalayasalzen« angeblich eine außerordentliche Langlebigkeit und Gesundheit verdankte? Diverse Quellen sprachen diesen Menschen eine Lebenserwartung von bis zu 130, manchmal gar 145 Jahren zu. Sie würden so gut wie niemals krank und blieben bis ins hohe Alter überaus agil, sodass Männer noch jenseits der hundert Kinder zeugen und ihre Felder bestellen könnten. Erstmals beschrieben wurde dieser sagenumwobene Ort des langen Lebens in einem 1942 erschienenen Buch mit dem Titel *Hunsa. Das Volk, das keine Krankheit kennt*. Autor war Ralph Bircher, der Sohn des Schweizer Arztes und Müsli-Erfinders Maximilian Oskar Bircher-Benner, der seinem Vater (ohne je in Pakistan gewesen zu sein) mit dem Werk ein Denkmal setzen wollte: Dieser nämlich hatte in den Hunzukuc den lebenden Beweis für seine Ernährungslehre gesehen. Weiteren Auftrieb bekam der Mythos vom Shangri-La 1947 durch das Buch des Amerikaners Jerome Irving Cohen *The Healthy Hunza*. Stichhaltige Daten über das tatsächliche Alter der Hunzukuc musste jedoch auch dieser Autor schuldig bleiben: Es gab weder Geburtsurkunden noch Krankendaten, noch Ergebnisse von Volkszählungen – schon allein deshalb, weil die Menschen in dieser abgelegenen Gegend keine Schriftsprache kannten. So war man auf die Schätzungen der Alten selbst angewiesen, die Daten wie den Einmarsch der Briten als Erinnerungsstütze nutzten. Oder sie fragten den Mir, den König. Denn der hatte die Geburtstage all seiner Untertanen im Kopf …

Ähnlich verhielt es sich mit dem Mythos der Langlebigkeit der Menschen im Kaukasus. Zu Zeiten der Sowjetunion kursierte das Gerücht, dass hier 50 Hundertjährige auf 100 000 Einwohner kämen. Viele sollten angeblich sogar ein sagenhaftes Alter zwischen 120 und 170 Jahren erreichen.

27

Wirklich ein Wunder? Shangri-La und andere Legenden

Zahlreiche Wissenschaftler pilgerten daraufhin ins »Land der Methusalems« auf der Suche nach Erklärungen für die überdurchschnittliche Lebenserwartung. In den Siebzigerjahren des 20. Jahrhunderts aber widerlegte der in London lebende sowjetische Mediziner Zhores A. Medwedew sämtliche der dazu aufgestellten Theorien. Angesichts der breit gefächerten klimatischen Bedingungen und einer sehr heterogenen Bevölkerung konnte er keinerlei spezifische lebensverlängernden Faktoren ausmachen. Und er fand heraus: Die Kaukasier sind gar nicht so alt, wie sie behaupten.

Eine der Hauptfehlerquellen lag in der sowjetischen Bürokratie: Auch hier fehlten zuverlässige Dokumente, mit denen der Geburtsjahrgang der Superalten hätte belegt werden können. Beim Ausstellen von Ausweispapieren wurden mündliche Angaben ungeprüft übernommen. Für Muslime wurden keinerlei Geburtenregister geführt, und die kirchlichen Archive, die Auskunft über das wahre Alter der christlichen »Hundertjährigen« hätten geben können, waren in den frühen Tagen des Sowjetregimes niedergebrannt. So musste man sich auf das Gedächtnis der Leute selbst verlassen, die ihr Alter anhand von biografischen Daten wie Eheschließungen oder prägnanten Ereignissen zu rekonstruieren versuchten. Sie waren alt. Das schon. Aber waren sie so alt? Böse Zungen munkeln, in den Berichten habe mehr als ein Quäntchen Sowjetpropaganda mitgespielt.

Auch die Legende des »heiligen Tals der Hundertjährigen« im ecuadorianischen Vilcabamba löste sich bei genauerem Hinsehen in Luft auf: Es hieß, neun von 819 Bewohnern des Anderndorfes hätten diesen runden Geburtstag gefeiert, was einer sagenhaften Quote von 1100 auf 100 000 entsprechen würde. Man beachte den Konjunktiv. Denn die Wissenschaftler, die das Dorf besuchten, begegneten zwar vielen Alten, weil die Jungen aufgrund mangelnder Arbeitsmöglichkeiten in die Städte abgewandert waren. Aber hundert Jahre alt war kein Einziger von ihnen.

Kommen wir nach Okinawa. Seitdem das alte Königreich zu Japan gehört – also seit 1879 –, herrscht hier eine mit der deutschen vergleichbare Gründlichkeit. Selbst im allerkleinsten Dorf gibt es ein zuverlässiges Familienregister, das sogenannte Koseki. Und nirgends wurde das Phänomen der Langlebigkeit so umfangreich erkundet wie hier: Über einen Zeitraum von 25 Jahren ging ein Team von Wissenschaftlern der Universität von Okinawa unter Leitung von Prof. Makoto Suzuki im Rahmen der sogenannten Okinawa Centenarian Study den Lebensgewohnheiten der Superalten auf den Grund. In Zusammenarbeit mit den kanadischen Zwillingsbrüdern Bradley und Craig Willcox veröffent-

Noch an zwei weiteren Orten der Welt gibt es nachweislich überdurchschnittlich viele Hundertjährige: Da sind zum einen die Bergdörfer Sardiniens. Hier erreichen erstaunlich viele Männer ein biblisches Alter, was nach Aussagen der Leute selbst daran liegt, dass Männer und Frauen an einem Strang ziehen und sich Sorgen und Arbeit teilen. Und zum anderen ist da das kalifornische Loma Linda, wo unter den Mitgliedern der Glaubensgemeinschaft der Adventisten die ältesten Menschen der USA leben.

Ob Sarden oder kalifornische Adventisten – sie haben einiges mit mit den Supersenioren von Okinawa gemeinsam: Sie sind vital, schlank, fleißig und zufrieden.

lichte er die Ergebnisse in einem fast 500 Seiten dicken Buch mit dem Titel *The Okinawa Program*, das in den USA die Sachbuch-Bestsellerliste erklomm.

Dass Okinawa ein Shangri-La ist und die Menschen hier älter werden als anderswo, ist also kein Mythos, sondern Tatsache. Über 400 Hundertjährige leben hier unter 1,3 Millionen Einwohnern. Das sind 34 Hundertjährige pro 100 000 Einwohner.

Zum Vergleich: Nach Schätzungen des Max-Planck-Instituts für demografische Forschung in Rostock leben in Deutschland etwa 6000 Menschen, die diesen runden Geburtstag gefeiert haben. Bei einer Einwohnerzahl von 82,5 Millionen kämen wir hierzulande damit auf eine Quote von sieben pro 100 000. Dazu sei angemerkt, dass die genaue Zahl schwer zu ermitteln ist, weil das Statistische Bundesamt bei 95 Lebensjahren zu zählen aufhört und es keine Behörde gibt, die die Daten der über Hundertjährigen zentral erfasst. Auf den Ryūkyū-Inseln liegt die Quote also fünfmal höher als bei uns!

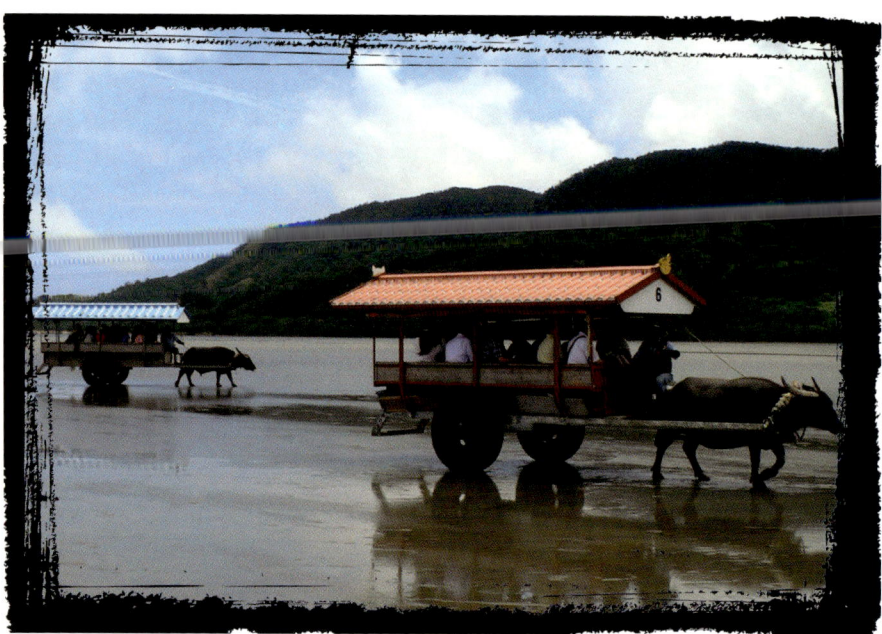

Büffeltaxi auf der Insel Yuhu

Alt werden:
Auf Okinawa-Art

Nun könnten Sie einwenden: Hundert? So uralt will ich gar nicht werden! Wenn man sich so umhört, erscheint die Aussicht, den rundesten aller Geburtstage zu feiern, nicht wenigen unter uns eher als bedrohlich denn erstrebenswert. Die Hollywood-Diva Mae West sprach vielen Menschen aus dem Herzen, als sie meinte: »Alt werden ist nichts für Feiglinge!«

Die Vorstellung, uns als putzmuntere Mittsechziger und Mittsechzigerinnen den wohlverdienten Ruhestand mit Reisen, Golfspielen oder anderen Freizeitvergnügen zu vertreiben, mag ja noch angehen. Auch der Gedanke, nach dem Rückzug aus dem Berufsleben endlich Zeit für andere Interessen zu haben und vielleicht sogar an der Uni noch einmal ein Seniorenstudium zu absolvieren, hat für manche durchaus seinen Reiz.

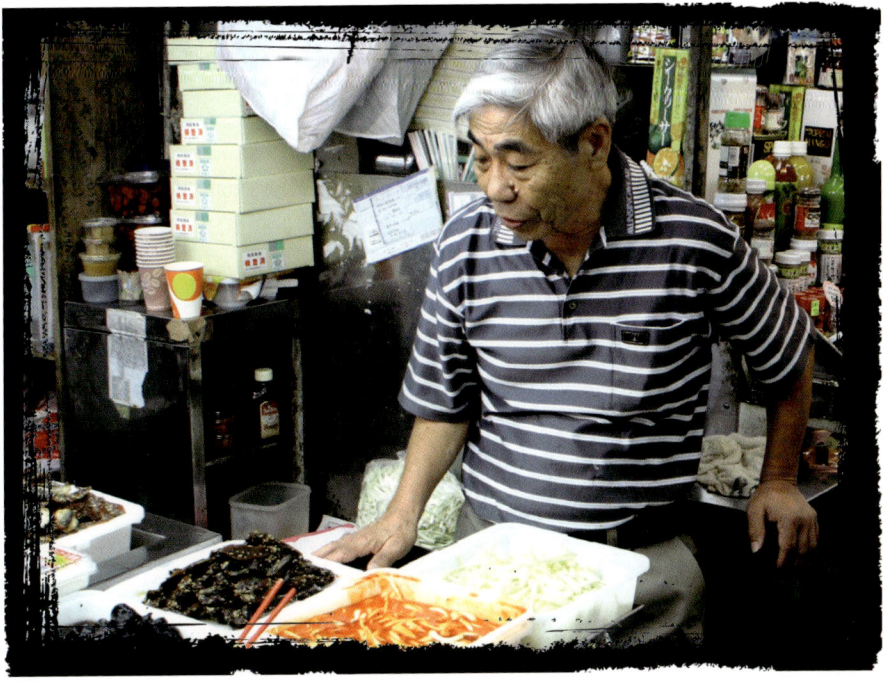

Trotz seines hohen Alters absolut agil: Verkäufer auf dem Makishi Market

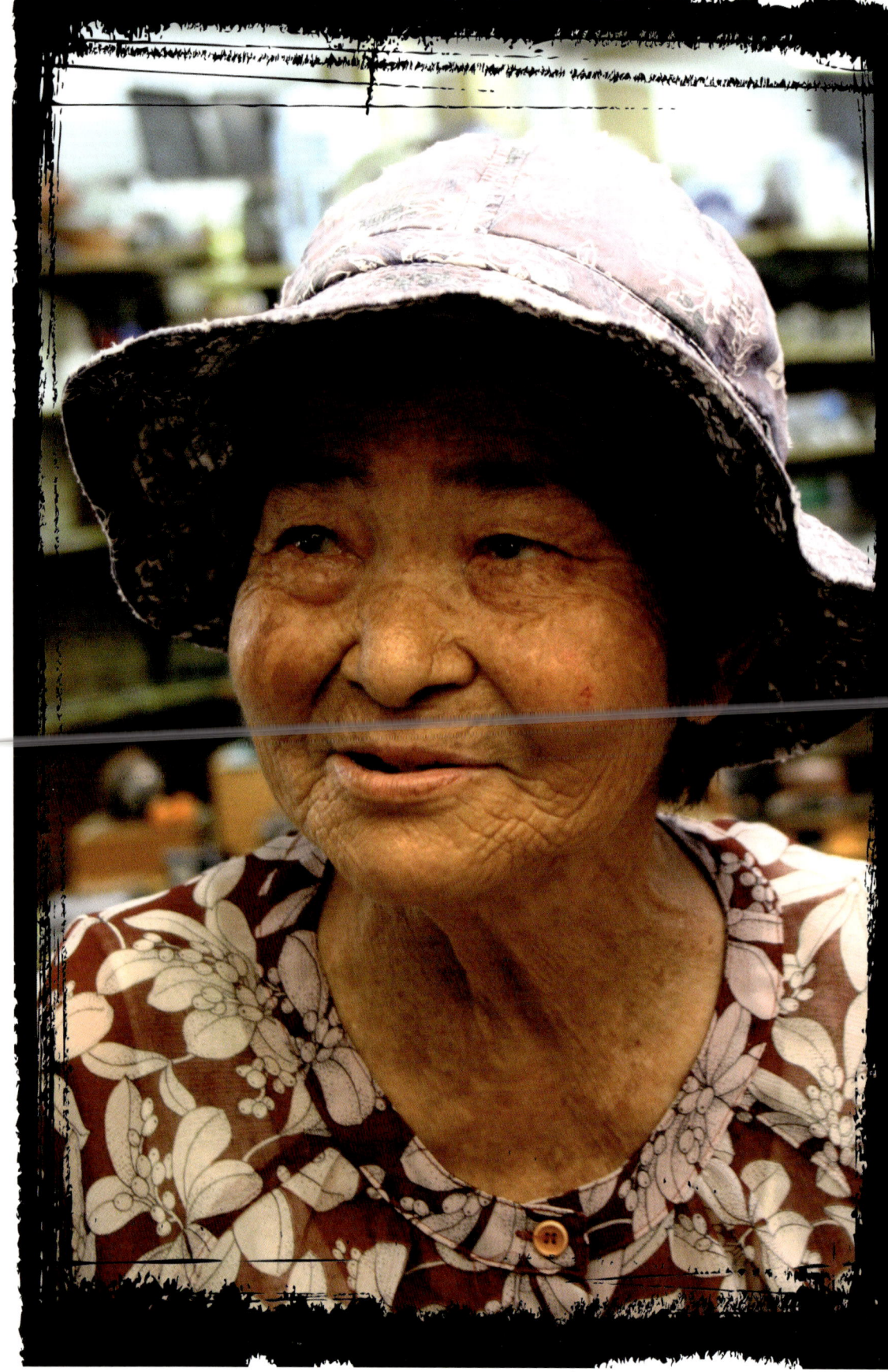

Wenn da nur nicht die weitverbreitete Angst wäre, gesellschaftlich ins Abseits zu geraten, nicht mehr gebraucht zu werden, keine Anerkennung mehr zu bekommen und im weiten Meer der Bedeutungslosigkeit zu versinken. Und auch nicht die womöglich noch größere Furcht vor der Gebrechlichkeit des Alters, die wie ein Damoklesschwert über uns hängt: Die Befürchtung, irgendwann körperlich und geistig womöglich so sehr abzubauen, dass wir unsere Selbstständigkeit verlieren und auf fremde Hilfe angewiesen sein könnten.

Einsam und von aller Welt vergessen im Pflegeheim zu enden – dieser Gedanke geistert wie ein Schreckgespenst durch unsere Köpfe. Manch einer würde lieber sterben, als in eine solche Situation zu geraten.

Berichte über die steigende Lebenserwartung in unseren modernen Industriegesellschaften nimmt so mancher darum mit eher gemischten Gefühlen zur Kenntnis. Dass die Menschen auch hierzulande immer älter werden, ist eine unter Demografen unumstrittene Tatsache. Im 22. Jahrhundert, so die Prognose, könnte das Feiern des hundertsten Geburtstags bereits zur Normalität gehören.

> »Langlebigkeit und eine hohe Lebenserwartung, das sind für mich zwei paar Schuhe. Als kranker Mensch sehr alt zu werden, das ist für mich keine Langlebigkeit.«
> Prof. Makoto Suzuki

Nicht, dass die Menschen auf Okinawa so alt werden, ist also das Erstaunliche. Das eigentliche Wunder ist, wie sie so alt werden: dass sie – wenn ihre Zeit gekommen ist – mehr oder weniger gesund sterben. Natürlich werden auch sie gelegentlich krank: Erkältungen, Fieber …

Aber Zivilisationskrankheiten wie Diabetes kommen in dem Archipel ebenso selten vor wie Herz-Kreislauf-Erkrankungen. Während laut WHO-Informationen weltweit mehr als 22 Millionen Menschen mit Krebs leben und jährlich mehr als zehn Millionen neue Krankheitsfälle registriert werden, kennt auf Okinawa kaum jemand einen, der einen bösartigen Tumor entwickelt hätte. Auf Vorsorgeuntersuchungen zur Brustkrebs- oder Prostata-Prophylaxe wird nicht aus Gründen der Sparsamkeit verzichtet, sondern aus mangelnder Notwendigkeit.

Im Rahmen der an der Ryūkyū-Universität seit 1975 laufenden Okinawa Centenarian Study, die dem Phänomen der Langlebigkeit auf den Grund geht, wurden über 600 Hundertjährige und zahlreiche betagte Inselbewohner ab 70 Jahren untersucht. Die Ärzte stellten ihnen ein geradezu phänomenales Gesundheitszeugnis aus.

Arterienverkalkung? Fehlanzeige! Die meisten Alten von Okinawa haben Cholesterinwerte wie Spitzensportler, kennen weder hohen Blutdruck noch arthritische Gelenkerkrankungen oder Osteoporose mit der daraus resultierenden Gefahr von Oberschenkelhals- und Hüftfrakturen.

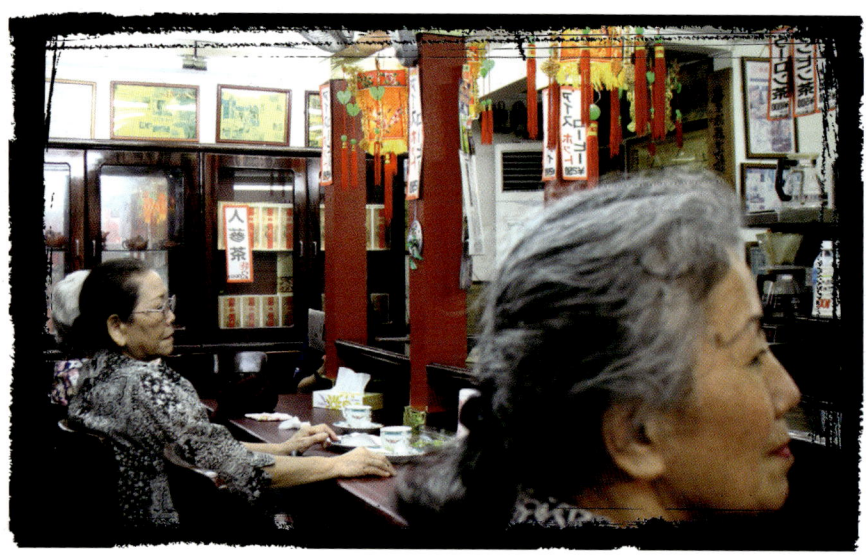

Der Inbegriff von Luxus: Kaffee und Toast in Kababata Masuros Teestube

Auf Okinawa gibt es keine Altersgrenze für ein aktives Leben. Urgroßväter und Urgroßmutter empfinden es nicht nur als selbstverständlich, täglich ihr Pensum an Arbeit zu erledigen. In ihrer Freizeit praktizieren sie zudem Kampfkünste – Okinawa ist die Wiege des Karate – oder spielen »Gateball«, eine japanische Variante des britischen Cricket. Und wenn ein Mensch jenseits der achtzig auf die Idee kommt, etwas ganz Neues anzufangen – etwa sich noch einmal selbstständig zu machen – ist das für sie nicht weiter ungewöhnlich.

Die Frauen haben ihre Wechseljahre ohne Beschwerden hinter sich gebracht, und es gibt so gut wie keine, die ein Östrogenersatzpräparat zur Aufbesserung ihres Hormonhaushalts nehmen würde. Dies ist einfach nicht nötig.

Apropos Östrogen: Interessant ist, dass die Okinawer selbst in hohem Alter hervorragend mit Sexualhormonen versorgt sind. Die natürliche Hormonvorstufe für weibliche und männliche Geschlechtshormone, das sogenannte DHEA, ist ebenso reichlich im Blut nachweisbar wie Östrogen bei Frauen und Testosteron bei Männern. Auch in dieser Hinsicht sind die Okinawer also physiologisch jünger als die Menschen bei uns.

Blutuntersuchungen ergaben ferner, dass die dem traditionellen Lebensstil verpflichteten Senioren ein sehr viel geringeres Niveau an freien Radikalen aufwiesen als jüngere Okinawer, die von westlich geprägten Ernährungs- und Lebensweisen beeinflusst sind. Freie Radikale sind jene hoch reaktiven Sauerstoffteilchen im Körper, in denen Wissenschaftler eine der Hauptursachen für die Entstehung alterungstypischer Zellschäden sehen. Sie spielen unter anderem bei der Entstehung von Krebserkrankungen, Arteriosklerose, der Alzheimerkrankheit und Schlaganfällen eine Rolle. Dies ist der Grund, warum die moderne Anti-Aging-Forschung gerade der Eindämmung der freien Radikalen solche Bedeutung beimisst.

Doch nicht nur die körperliche Gesundheit und Fitness der Superalten lässt uns staunen. Bei den Persönlichkeitstests, die ebenfalls Bestandteil der Studie waren, erwiesen sie sich zudem als psychisch und emotional ausgesprochen stabil und ausgeglichen. Statt Pessimismus, Altersstarrsinn und Depression gelingt es ihnen, sich ihre positive Lebenseinstellung, ihre Aufgeschlossenheit für Neues und ihre Gelassenheit zu bewahren.

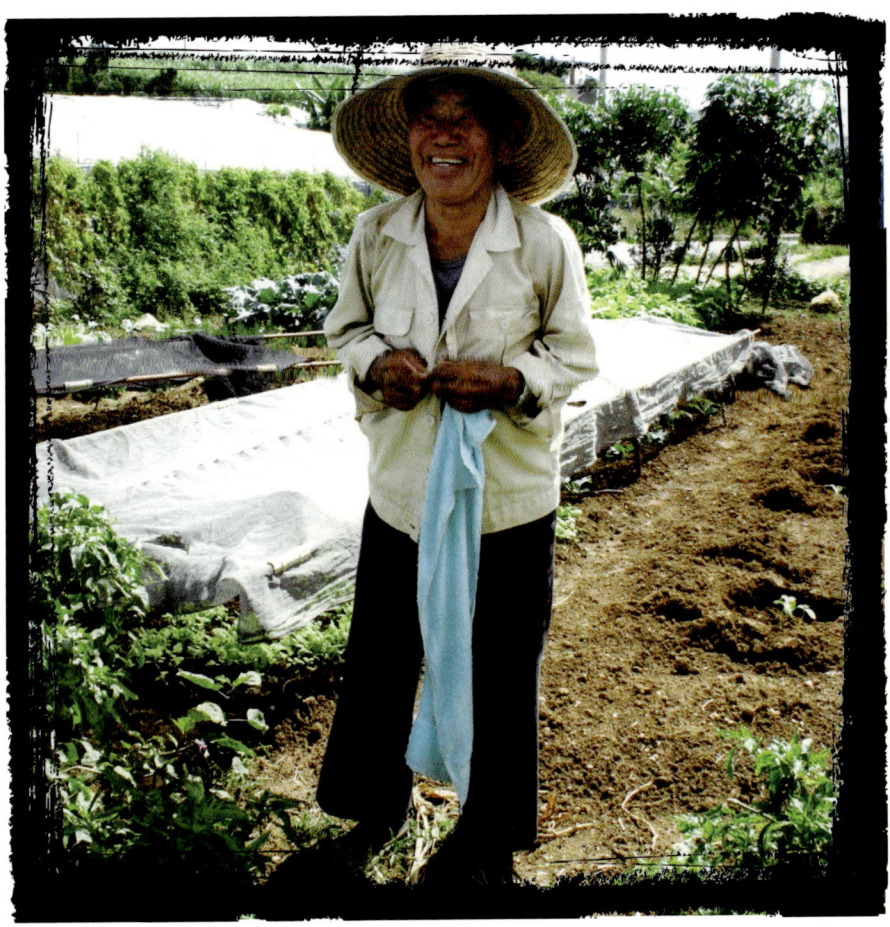

Mit 84 täglich auf dem Feld und im Hauptberuf Zeitungsausträger.
Schlafen will Masayuki Nakamura, wenn er mal alt ist.

An den Hochbetagten von Okinawa scheint die Zeit wenn nicht völlig spurlos, so doch sehr viel spurloser vorbeizugehen als an anderen Menschen. Ohne sich über ihr Alter Gedanken zu machen und ohne sich gestresst zu fühlen, führen sie einen beinahe routinemäßigen Arbeitsalltag. Liebevoll kümmern sie sich um den Hausgarten, in dem sie ihr Gemüse ziehen. Sie sammeln Meeresfrüchte am Strand, gehen fischen, sie kochen und singen und erfreuen sich des Lebens.

Nehmen wir zum Beispiel Masayuki Nakamura. Als hätten wir ihn zum Fototermin bestellt, sehen wir ihn in einem der vielen Gärten arbeiten, die sich entlang der Landstraße von Naha Richtung Westen nach Nanjyo City zwischen Zuckerrohrfeldern aneinanderreihen. Mit dem typischen Reisstrohhut auf dem Kopf macht er sich mit einer Hacke am Unkraut zwischen den Auberginen zu schaffen – eine kleine, schmale, drahtige Gestalt. Wenn man dem Greisen beim Arbeiten zuschaut, merkt man, was für eine Kraft in ihm steckt. Es besteht kein Zweifel: Er macht das hier öfter. Seine Beete sind tipptopp in Ordnung.

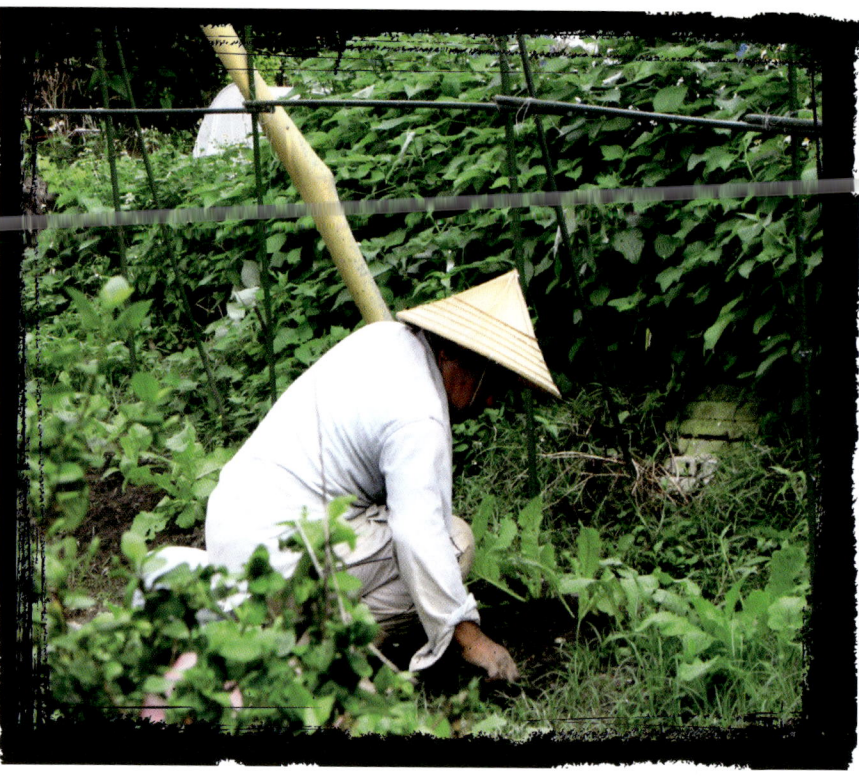

Das eigene Stück Land: der Stolz der Okinawer

Als wir stehen bleiben und ihn ansprechen, richtet er sich auf, die Hand in den Rücken gestützt, dehnt sich und strahlt uns freundlich an. 84 Jahre sei er alt, verrät er uns. Täglich kommt er zu Fuß aus dem nahe gelegenen Dorf hierher. Das Unkraut wächst schnell in dem feucht-heißen Klima. Aber die Arbeit im Garten ist nicht seine einzige Beschäftigung: Zweimal täglich trägt er für jeweils drei Stunden Zeitungen aus. Morgens um drei beginnt seine erste Schicht, die zweite irgendwann am Nachmittag.

Wann er denn schlafe, erkundigen wir uns lachend. »Ach«, wehrt er grinsend ab. »Wozu schlafen?! Dazu hab ich immer noch Zeit, wenn ich mal alt bin. So langweile ich mich nicht. Die Arbeit hält mich fit im Kopf.«

Die Langlebigen von Okinawa machen vor, was sich wohl jeder von uns wünscht: Alt werden? Ja! Aber nur, wenn wir gesund sind. Wenn wir unabhängig und selbstbestimmt leben können. Wenn das Leben Sinn hat. Wenn es uns Spaß macht!

Bei uns heißt alt werden für viele Menschen:

- einsam
- apathisch
- und hilflos sein
- von Krankheiten geplagt
- von Schmerzen gepeinigt
- aufs Abstellgleis geschoben werden

Die Alten von Okinawa dagegen sind

- geistig wie körperlich fit und gesund
- fröhlich
- gesellig
- selbstbestimmt
- immer beschäftigt
- und in hohem Maße respektiert

Wie ein Mensch auf diese Weise so uralt werden kann, das ist das Geheimnis der Okinawer.

Tradition und Moderne: Warum das Okinawa-Wunder nicht in den Genen liegt

Alle fünf Jahre wird in Japan eine Volkserhebung durchgeführt, bei der unter anderem der Gesundheitszustand der Bevölkerung ermittelt wird. Im Jahr 2000 erlebte Okinawa etwas Ähnliches, was den Deutschen in Sachen Bildung mit den Ergebnissen der ersten PISA-Studie widerfuhr. Während die über Sechzigjährigen unangefochten den ersten Platz hielten, schaffte es die Gruppe der Zwanzig- bis Sechzigjährigen nur auf Rang 26. In den Medien machte der Begriff vom »26-Schock« die Runde. 2005 sah das Ergebnis immer noch nicht viel besser aus: Mit Platz 25 landete diese Altersgruppe im nationalen Vergleich weiterhin unter ferner liefen.

Nun könnte man meinen, Okinawa sei ein weit entlegenes Paradies, für uns in beinahe unerreichbarer Ferne. Ganz nett, davon zu hören. Aber viel zu exotisch, um aus ihrem Beispiel für uns irgendeinen praktischen Nutzen zu ziehen. Und außerdem sind die Menschen dort ganz anders gestrickt: Sie haben bestimmt irgendein Methusalem-Gen, das sie so alt werden lässt.

Aber die Theorie von der genetischen Disposition zur Langlebigkeit lässt sich schnell zerstreuen, denn Okinawa liefert das perfekte Gegenbeispiel gleich mit: Zwar ist die ältere Generation im Vergleich zum übrigen Japan und dem Rest der Welt hier am schlanksten und fittesten. In der jungen Generation aber hat sich das Blatt gewendet.

Der Grund: Mit den US-Soldaten auf den Militärstützpunkten hielt der westliche Lebensstil Einzug in den Städten und die traditionelle Ernährung mit Obst und Gemüse, Soja, Algen, Getreide, Fisch, Meeresfrüchten und wenig magerem Fleisch fiel mehr und mehr der Hamburger-mit-Pommes-und-Ketchup-Diät zum Opfer. Daneben Pizza, Pasta, Käse, Brot, sehr viel Brot – so sieht heute der Speiseplan vieler moderner, junger Okinawer aus. Das Prinzip der Mäßigung wurde von der Devise: »Hauptsache große Portionen« abgelöst. Parallel dazu hat das Maß an körperlicher Betätigung zugunsten einer überwiegend sesshaften Lebensweise abgenommen. Mit dem Ergebnis, dass die Zwanzig- bis Sechzigjährigen in den Städten Okinawas heute dicker sind als irgendwo sonst in Japan. Und kränker: Neben der Fettleibigkeit und ihren Folgeerscheinungen sind Diabetes und Herz-Kreislauf-Erkrankungen massiv auf dem Vormarsch.

Das Problem ist so gravierend, dass die Behörden mittlerweile in Schulen Programme durchführen, in denen den Kindern und Jugendlichen die Vorzüge der traditionellen Ernährung wieder nahegebracht werden sollen. Zurück zu den Wurzeln!

Nicht die Gene, sondern Ernährung und Lebensweise spielen also die zentrale Rolle im Langlebigkeits-Phänomen. Und das ist eine gute Nachricht! Denn es heißt, dass wir Menschen hierzulande von den Alten auf Okinawa lernen können.

Sie sind nicht anders veranlagt als wir.

Sie leben nur anders.

Gesünder eben …

Ogimi: Das Dorf der Hundertjährigen

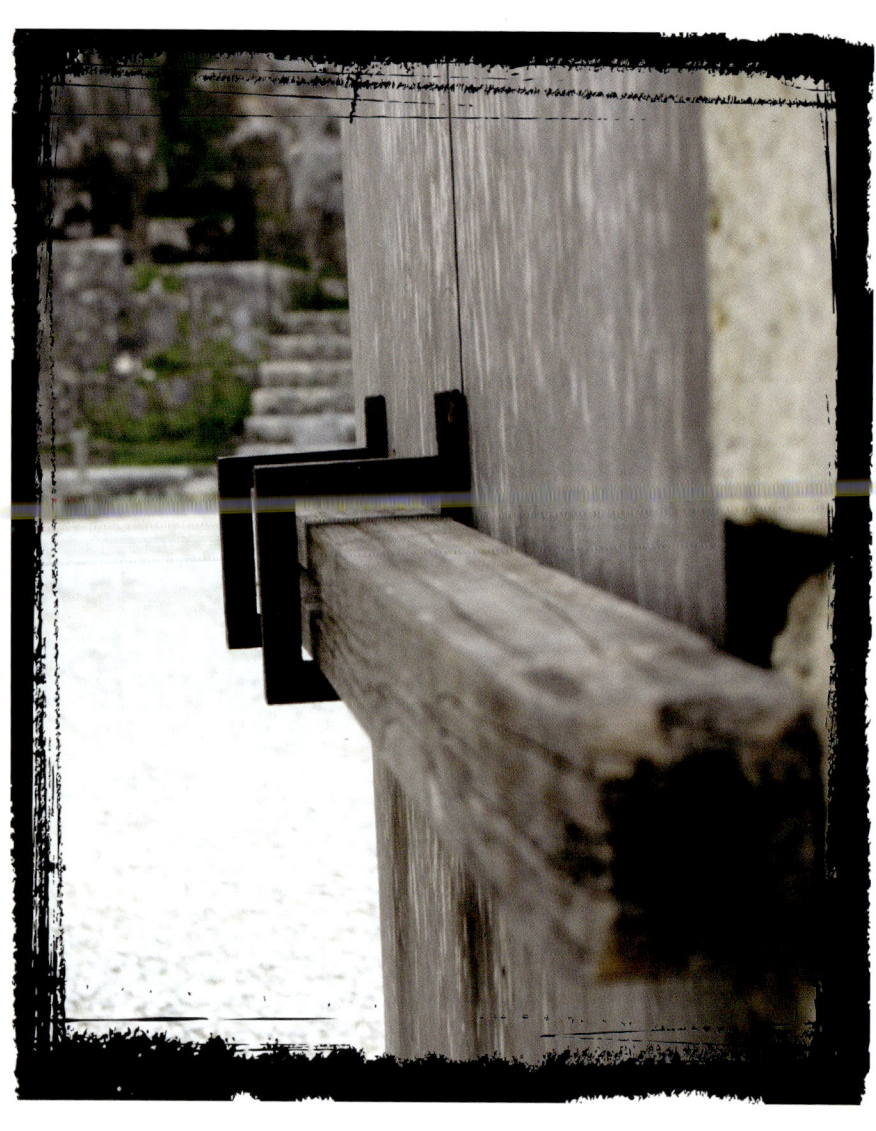

Wer sich für die Hochbetagten von Okinawa interessiert, wird immer wieder auf einen Ort verwiesen: Ogimi. Das Dorf im Norden der Hauptinsel hält den Rekord in Sachen Langlebigkeit. Dass von den 3500 Einwohnern 1056 über 65 sind, kommt auch in anderen Weltregionen vor, und dies ist nicht unbedingt ein positives Zeichen, zeugt es doch vom Wegzug der jungen Generation und davon, dass nur die zurückbleiben, die zu alt sind, um andernorts noch einmal Wurzeln zu schlagen.

Auch in Ogimi gibt es wenig Arbeit, sodass viele dem Ort den Rücken gekehrt haben, um anderswo in der Präfektur oder auf der Hauptinsel Beschäftigung zu finden. Dennoch halten die Jungen die Traditionen und Bräuche ihres Dorfes hoch und pflegen intensiv ihre familiären Verbindungen.

Wie ein aussterbendes Dorf fühlt sich Ogimi jedenfalls nicht an. Hier lebt man offenbar gut und gerne. Und länger als anderswo: Achtzig der Dorfbewohner sind über neunzig und zwölf davon über hundert. »Das langlebigste Dorf Japans«, verkündet ein Schild am Ortseingang. Und ein Steinblock in Strandnähe verrät die Philosophie der Bewohner:

> *»Mit siebzig bist du ein Kind, mit achtzig ein Jugendlicher,*
> *und wenn dich deine Ahnen mit neunzig in den Himmel rufen,*
> *sag ihnen, sie sollen warten, bis du hundert bist …*
> *dann wirst du es dir überlegen.«*

Ogimi ist eine Idylle wie aus dem Bilderbuch: üppig grüne Berghänge, türkis schimmerndes Meer, verträumte Gassen. Große schwarze Schmetterlinge taumeln durch die Luft und lassen sich an leuchtend gelben Hibiskusblüten nieder. Die regennassen Wege glänzen in der Sonne, und imposante Wolkentürme am Himmel bergen das Versprechen auf den nächsten Guss. Wie an einer Perlenschnur reihen sich die Häuser entlang der Küstenstraße, dahinter liegen die Gärten der Dorfbewohner.

Als wir im Dorfbüro ankommen, werden wir schon von Omine-san erwartet, einer der beiden Altenpflegerinnen, die die Gemeinde beschäftigt, um regelmäßig nach den Obachans und Ojii-chans zu sehen. Wer mit den Senioren im Ort reden will, kommt an ihnen nicht vorbei. Das Erscheinen von Professor Suzukis Hundertjährigenstudie hat große Resonanz in den Medien gefunden. Der ARD Weltspiegel war längst nicht der Einzige, der über die Rekordhalter in Sachen Langlebigkeit berichtete. Rings um den Globus machten sich Fernsehteams auf den Weg, um nach Ogimi zu pilgern. Derart im Rampenlicht zu stehen, machte den Omas anfangs viel Spaß (die Opas mögen Aufmerksamkeit weniger und leben sehr viel zurückgezogener).

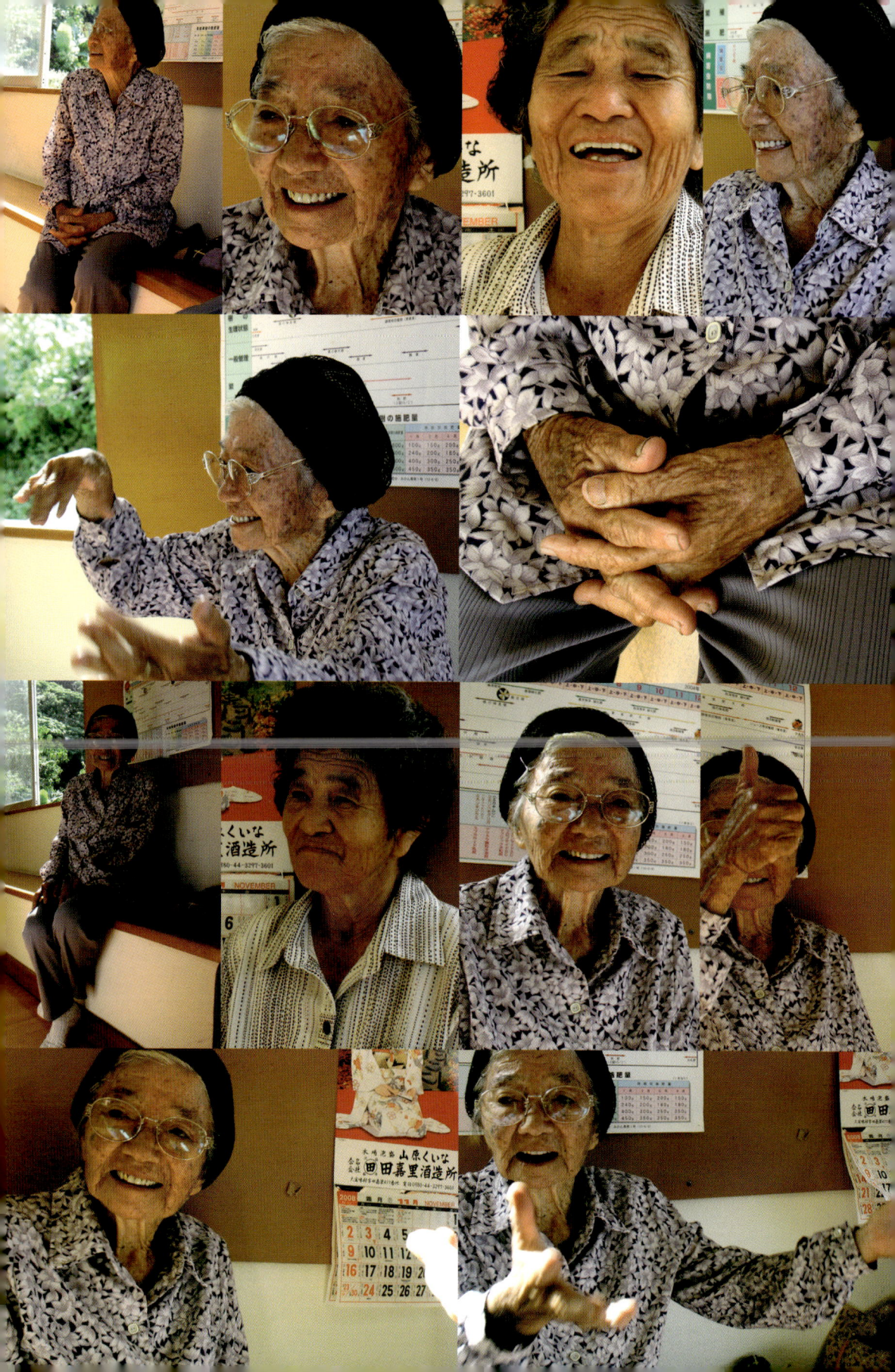

Die älteste Bewohnerin, Ushi Okushima, die inzwischen 106 Jahre alt ist, avancierte zum Star des Ortes. Sie schaffte es nicht nur aufs Titelbild diverser Zeitschriften, sondern lächelte in Japan als Werbeträgerin mal für Goya-Gurken, mal für eine TV-Show mehrfach von Plakatwänden herunter.

Irgendwann aber wurde es den Oba-chans dann doch zu viel. Um die Alten zu schützen, erklärte die Gemeinde den Ort zur Tabuzone für die Medien. Dass wir überhaupt einen Gesprächstermin bekamen, ist nicht zuletzt der Tatsache zu verdanken, dass wir als Mutter und Tochter nach Okinawa gekommen sind. Obwohl die Recherche für dieses Buch Anlass für unsere Reise war, werden wir hier eher als Abgeordnete unserer Familie denn als Profiteam wahrgenommen. Und wer sich als Ratsuchender an die Insulaner wendet, wird selten abgewiesen.

Es sind nur wenige Schritte bis zur »Halle der Begegnung«. Als Wegzehrung drückt uns Omine-san dennoch ein paar Mandarinen in die Hand. »Viele Vitamine!«, strahlt sie. Heute ist Freitag, und da trifft sich hier ein Club von alten Damen, um miteinander zu reden, zu singen und zu tanzen. Auch eine Krankenschwester ist gekommen, um nach dem Wohl der Seniorinnen zu sehen. Während sie ihre Sprechstunde hält, haben wir Gelegenheit, mit Yamakawa Katsu zu sprechen. Sie ist 92 Jahre alt und bester Laune. Ihr mache es Spaß, mit Leuten aus fernen Ländern zu reden. Das bringe Abwechslung und neue Eindrücke, versichert sie uns. Wir atmen erleichtert auf.

Nicht nur auf Okinawa, sondern in ganz Japan steht in der Medizin der Vorsorgegedanke wesentlich mehr im Vordergrund als bei uns: Ziel ist, bereits kleinere Unpässlichkeiten – Prof. Suzuki spricht von »out-of-shape-conditions« – zu erkennen und zu behandeln, damit chronische Leiden erst gar nicht entstehen. Da man weiß, dass der Mensch jenseits der hundert keine neuen Bindungen mehr aufbauen kann, wird in der medizinischen Betreuung der über 65-Jährigen großer Wert auf Kontinuität gelegt. Das enge Vertrauensverhältnis zu Arzt und Krankenpflegern erleichtert es den Senioren im Ernstfall auch, sich in stationäre Pflege zu begeben. Das Krankenhaus gilt hier nicht als Ort des Schreckens, sondern als ein Platz, an dem man liebevoll umsorgt und gesundgepflegt wird.

Neben ihr hat ihre Freundin Taira Sumiko Platz genommen. Die sei aber erst 90 und habe darum den Ehrentitel Oba-chan (Oma) noch nicht verdient, scherzt Yamakawa-san. Sie sei noch Oba-san, also Tante. Während sie spricht, sitzt sie keinen Augenblick still. Jedes ihrer Worte untermalt sie mit großen Gesten, und sie wippt und schwingt im Takt zu der im Hintergrund spielenden Sanshin-Musik. Und kokett ist sie auch. Die Art und Weise, in der sie mit Miguel, unserem Dolmetscher, flirtet, ist einfach umwerfend. Ob er nicht nach Ogimi ziehen wolle, fragt sie den Bretonen, der seit 15 Jahren auf dem Archipel lebt. Es sei höchste Zeit, frisches Blut ins Dorf zu holen. Seinen Einwand, er sei verheiratet, lässt sie nicht gelten. Er könne sich ja scheiden lassen, zumal seine Angetraute von der Hauptinsel stammt. Erst als er ein Foto von seinem kleinen Sohn aus der Brieftasche zieht, gibt sie nach.

Was ihr so gut an Miguel gefiele, will ich wissen. »Na, sein Hemd!«, kichert sie. Statt der im übrigen Japan üblichen förmlichen Kleidung trägt Miguel wie die meisten Männer hier ein buntes kurzärmeliges Hemd, Kariyushi genannt, das auch aus Hawaii importiert sein könnte. Mit kundigen Fingern streicht sie über den Stoff mit dem besonders schönen Muster. Sie sei selbst Weberin gewesen, erklärt sie. (In Ogimi hat die Kunst der Weberei eine lange Tradition.) Sie verstünde was davon, das sei eine hervorragende Qualität.

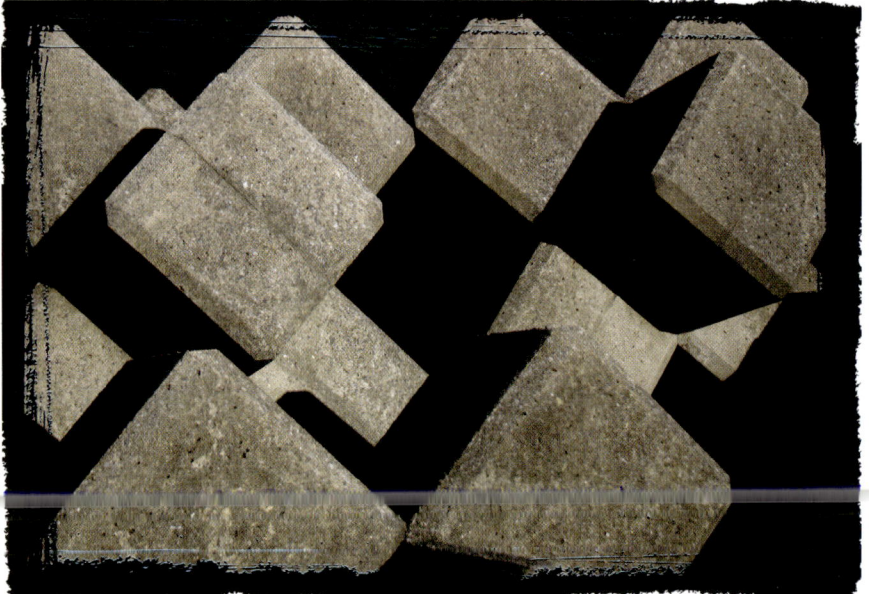

Dass ihr die Arbeit am Webstuhl inzwischen zu beschwerlich ist, ist für Yamakawa-san aber kein Grund, sich zur Ruhe zu setzen. Heute bringt sie wie viele andere Frauen ihrer Generation mehrere Stunden täglich damit zu, Bambus zu spleißen, um es zur Weiterverarbeitung in der Korbflechterei vorzubereiten. Und schließlich ist da auch noch ihr Garten. Auch der will gepflegt sein.

Ob sie dazu noch ein Hobby habe? »Aber natürlich!«, kommt es zurück. »Gateball!« Zwei Stunden täglich steht sie mit fünf Freundinnen draußen auf dem Spielfeld, um die okinawische Cricket-Variante zu praktizieren. Sie sei richtig gut, verkündet sie stolz. »Katsu, mein Nachname, heißt schließlich ›siegen‹. Darum gewinne ich immer. Und wenn ich einmal verliere, bleib ich trotzdem immer die Siegerin!« Ihre Freundin Taira-san nickt zustimmend. Sie macht keinen Hehl aus ihrer Bewunderung für die zwei Jahre ältere Gefährtin.

Ob sie nicht auch Phasen hätten, in denen sie weniger gut drauf seien, wollen wir wissen. Sie hätten doch bestimmt in ihrem Leben nicht nur gute Zeiten erlebt. Einen Moment lang schweigen die beiden alten Damen, dann schüttelt Yamakawa-san den Kopf. »Wir haben einfach keine Zeit für Traurigkeit und schlechte Laune. Dazu sind wir alle viel zu sehr beschäftigt. Und außerdem haben wir viele Freunde hier im Ort. Es vergeht kein Tag, an dem wir uns nicht besuchen würden.«

Wie anders ist das Leben vieler alter Menschen da bei uns. Wir erzählen den beiden Obachans von Evas 95-jähriger Großmutter und überbringen die Grüße, die sie uns aufgetragen hat. Dass sie noch ein bisschen älter ist als sie, lässt die Frauen aufhorchen. Sie wollen mehr wissen, vor allem, ob sie körperlich auch so rüstig sei wie sie selbst. Als wir das verneinen, werden sie auf einmal nachdenklich. »Aber geistig ist sie absolut fit«, fügen wir hinzu. »Sie ist Malerin.« Schon kehrt das Strahlen in Yamakawa-sans Augen zurück: »Wie mein Vater! Der war auf der ganzen Insel bekannt.«

Welchen Rat sie meiner Tochter mit auf den Weg geben würden, frage ich die Seniorinnen. »Was soll sie tun, damit sie irgendwann in vielen Jahren auch einmal zu einer so glücklichen Alten wird, wie ihr es seid?«

Eine ganze Weile schauen die beiden Eva an. Dann kommt dieser eine überraschende Satz: »Lebe ein ganz normales Leben.« Was sie meinen, ist »normal« auf Ogimi-Art.

Schon ist es Zeit, uns von den beiden zu verabschieden. Die Gruppenstunde beginnt. Nach und nach sind die anderen Seniorinnen aus dem Ort in den Saal gekommen. Keine ist unter achtzig. Rüstig sind sie alle bis auf eine, die auf dem Weg zu ihrem Stuhl von einer Freundin – auch sie im Greisenalter – gestützt wird. Liebevoll zupft sie ihrer gebrechlichen Gefährtin den Blusenkragen zurecht, nachdem sie Platz genommen hat.

Die Frauen hier leben fast alle allein. Sie versorgen sich selbst, führen ihren eigenen Haushalt. Keine ist von ihrer Familie abhängig. Und es wird durcheinandergeredet und geschwatzt wie auf einem Jungmädchentreffen.

Meine Frage, ob sie nicht müde seien nach so einem Arbeitstag, sorgt für allgemeine Belustigung. »Erst habe ich mit Freude meine Arbeit gemacht«, erklärt mir eine weißhaarige Dame mit vergnügt blitzenden Augen. »Und jetzt bin ich gerne hier.«

Und mit ebenso viel Freude geben sie mir Auskunft über ihren ganz persönlichen Jungbrunnen. Dabei ist viel von der Ernährung die Rede, von der Freude, im eigenen Garten Gemüse zu ziehen; davon, dass es früher kaum Arzneien gab und es darum überlebenswichtig war, für den Fall eines Falles in der Küche die richtigen Kräuter und Zutaten parat zu haben. Denn geheilt wird mit dem Essen. Kusuimun heißen diese heilkräftigen Nahrungsmittel.

Suppen spielen dabei eine wichtige Rolle: mit Kochbananen gegen Erkältungen, mit Beifuß gegen Fieber, mit Schweinefleisch und dem aus den Stielen eines Kraut namens Basho gewonnenen Saft als Stärkungsmittel, mit Karotten und Schweineleber gegen Ernährungsmängel …

Sie wundern sich, dass die Hochbetagten Schweinefleisch als Heilmittel empfehlen? Warnt die moderne Ernährungswissenschaft denn nicht eher vor dem Genuss? Sie haben recht: So ist es eben mit den guten Ratschlägen – nicht jeder ist wirklich gut.

Die Alten auf Okinawa mögen älter werden als andernorts, aber manche überlieferte Volksweisheit hält der kritischen wissenschaftlichen Betrachtung dann doch nicht stand. In diesem speziellen Fall finden wir die Erklärung in den geschichtlichen Zusammenhängen: Die Erhöhung der Lebenserwartung der Okinawer ging mit der Verbesserung der Versorgungslage nach dem Zweiten Weltkrieg Hand in Hand. Die ausgewogene, vielseitige, überwiegend vegetarische und fischbetonte Ernährung, die für die heutige Okinawa-Küche so typisch ist, entwickelte sich erst in dieser Zeit. Gleichzeitig kam etwas öfter Schweinefleisch auf den Tisch, das zuvor ein äußerst seltener Genuss gewesen und ausschließlich zu hohen Festtagen serviert worden war. So kommt es, dass viele alte Okinawer im Borstenvieh den Heilsbringer sehen, der ihnen ein langes Leben beschert …

Noch einen Rat haben uns die Greisinnen mit auf den Weg gegeben, den wir mangels Gelegenheit nicht ausprobieren konnten: Gegen den Kater nach übermäßigem Alkoholgenuss soll etwas frischer Ingwer helfen, den man mit braunem Zucker und Kartoffelstärke in etwas Wasser rührt.

»Das hilft bestimmt!« – Sagt man in Ogimi.

>>Von Awamori
[dem okinawischen Reisschnaps]
kriegt man keinen dummen
Kopf«,
behauptet Kouki-san.
Und fügt nach einer
kleinen Pause grinsend hinzu:
»Wenn man nicht zu viel davon
trinkt.«

Guter Rat:
Empfehlungen aus erster Hand

Auf unseren Touren kreuz und quer durch die Hauptinsel des Archipels haben wir mit vielen alten Menschen gesprochen und am Ende unserer Gespräche stets die gleiche Frage gestellt: Welchen Rat würden Sie uns geben? Was sollen wir tun, um selbst so gesund, fit und munter zu bleiben?

Interessanterweise nahm kein Einziger unsere Frage auf die leichte Schulter und warf uns irgendeine lapidare Antwort hin. Dass wir uns Rat suchend an sie wandten, schien ihnen ein Stück Verantwortung für unser Wohlergehen aufzubürden. Leichtfertig irgendetwas daherzusagen, kam da nicht infrage. Sie nahmen sich Zeit, um nachzudenken und ihre Empfehlung auf den Punkt zu bringen.

Die Ernsthaftigkeit dieser alten Leute hat uns jedes Mal berührt. Bevor wir das Wunder von Okinawa auf systematische Weise ergründen und uns mit den fünf Säulen der Langlebigkeit befassen, möchten wir darum eine kleine Auswahl der Empfehlungen an Sie weitergeben, die wir »am Wegesrand« gesammelt haben:

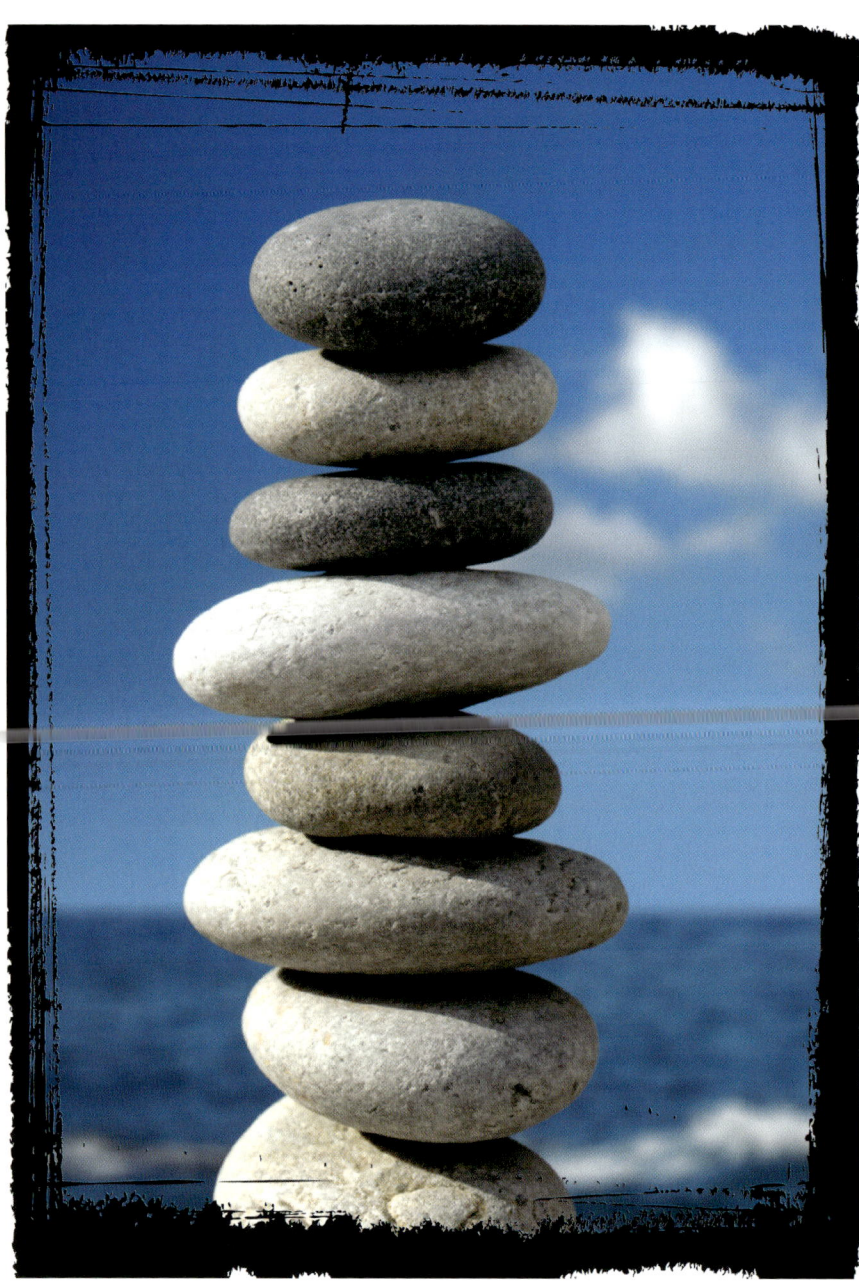

Empfehlungen am Wegesrand

Umgib dich
mit Lebendigem

Iss gut und gesund.
Aber mach dir nicht zu viele
Gedanken übers Essen.

Leg einen Garten an
und iss täglich frisches Gemüse

Singe und tanze!

Arbeite viel!

Jeden Tag muss etwas Tofu
auf dem Teller sein.

Grüble nicht dauernd!

Klatsch und Tratsch
halten jung.

Hilf deinen Nachbarn.
Dann helfen deine Nachbarn dir.

Koche mit Liebe für deine Kinder
und Enkel und Urenkel

Schau deinem Gemüse
beim Wachsen zu.

Du brauchst etwas, das dir einen Grund
zum Leben gibt.
Dass ich so alt bin, bringt meiner Familie
Respekt ein. Lebe noch ein
bisschen weiter.

Freundschaften sind wichtig!
Bist du allein, wirst du senil!

Lebe ein regelmäßiges Leben!

Wenn deine Kinder und Enkel
nicht das gleiche
Essen mögen wie du,
versuche nicht, mit ihnen
zusammenzuleben!

Leb dein eigenes Leben,
so lange es geht.

Sorge dafür,
dass du immer was zu tun hast.

Ich bin arm und kann mir keine
Medikamente leisten.
Wenn du krank bist, musst du wissen,
welche Lebensmittel dich gesund
machen.

... dann wirst du 100 Jahre!

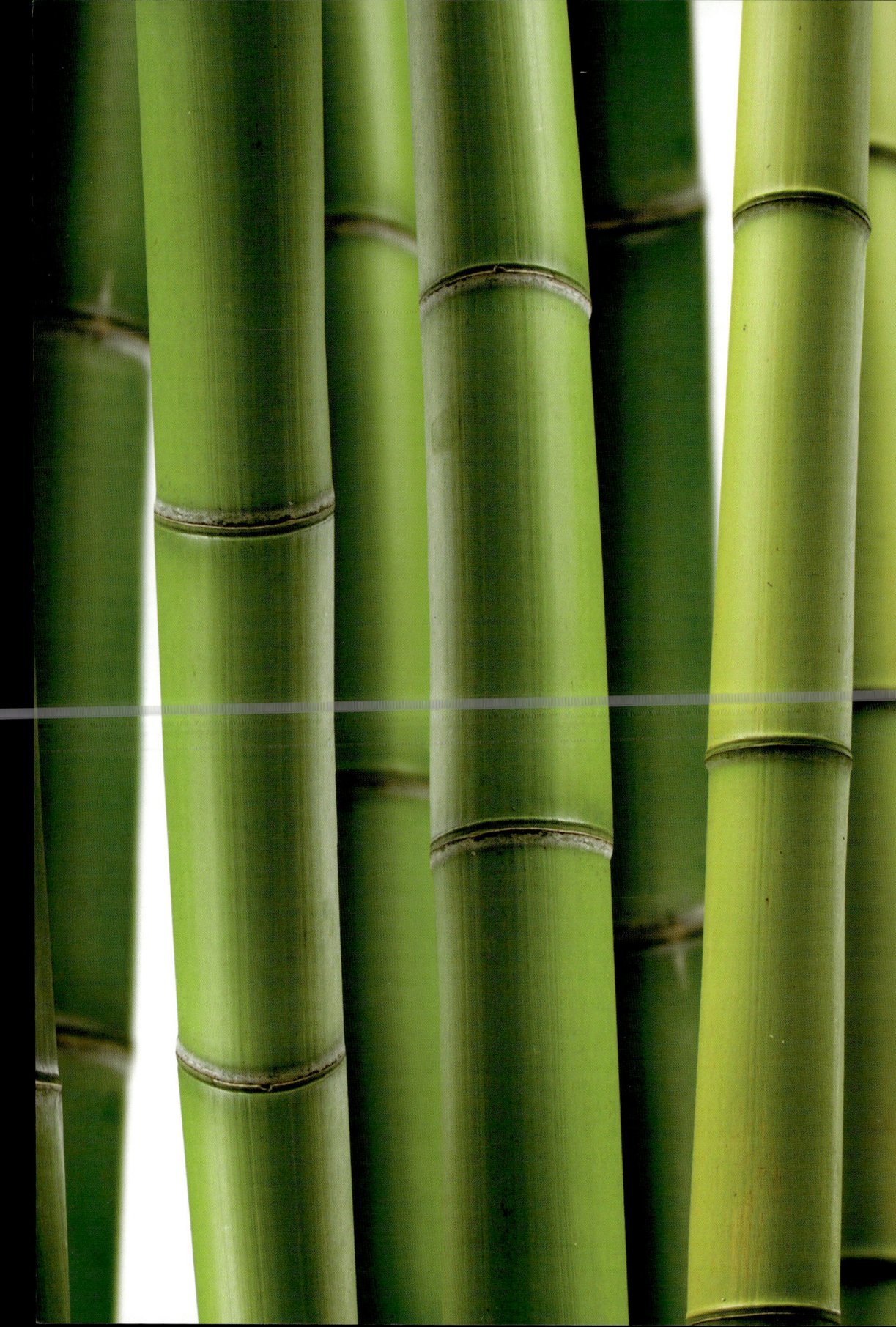

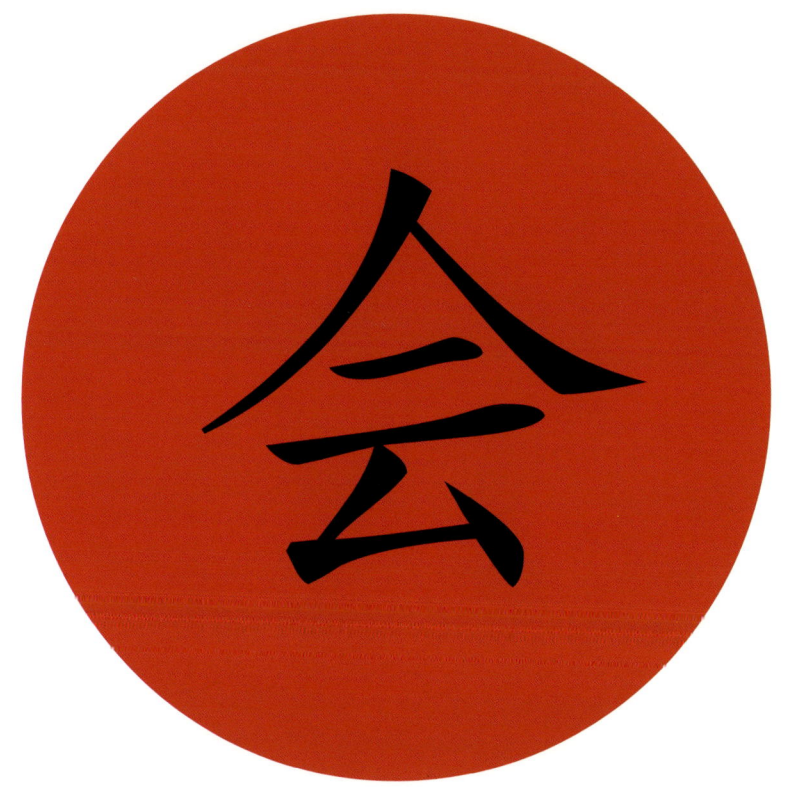

TEIL 2

Die fünf Säulen der Langlebigkeit

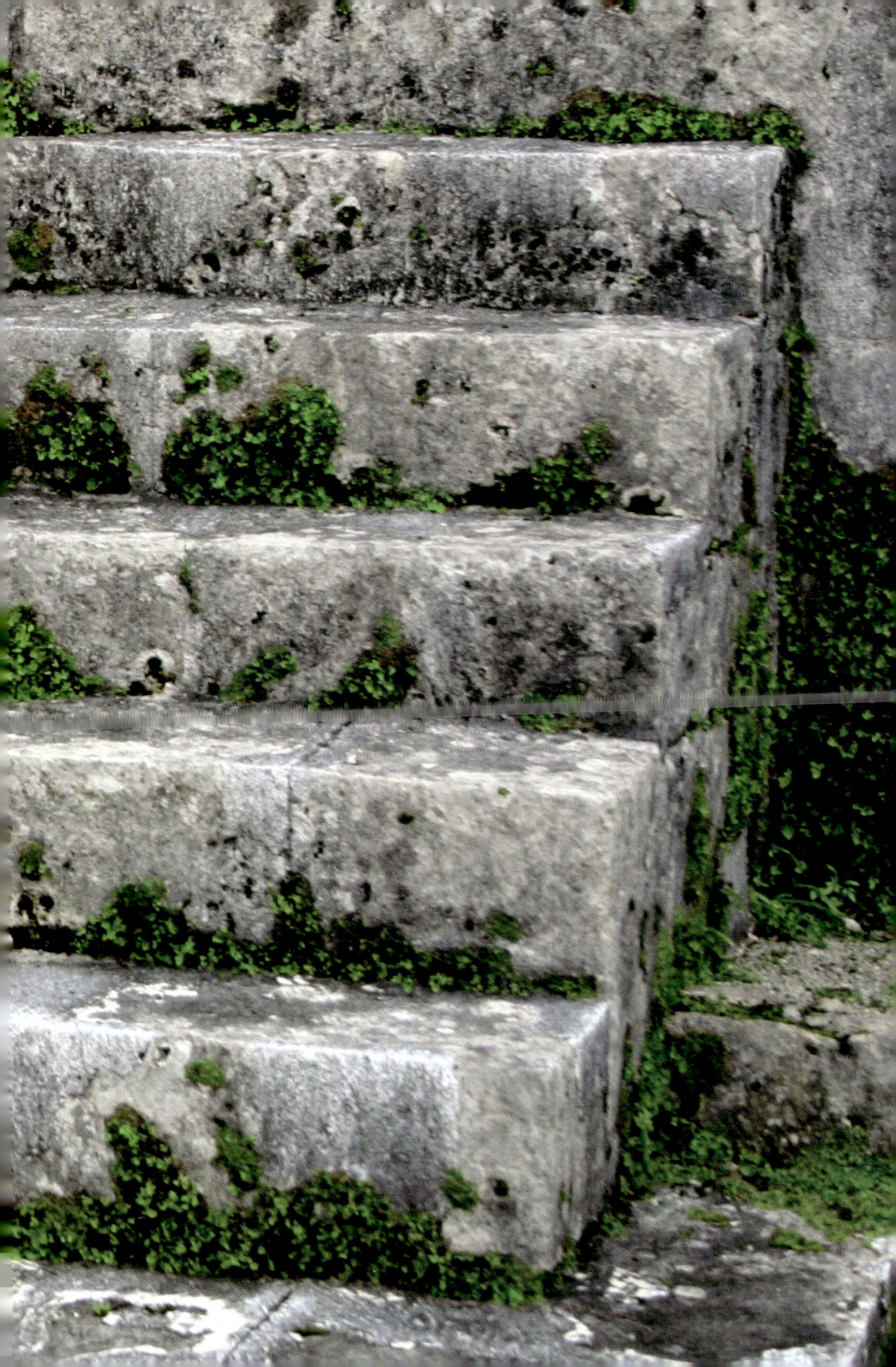

节 **Ernährung**

快 **Lebensaufgabe**

家 **Bewegung**

届 **Gemeinschaft**

民 **Spiritualität**

Das Wunder von Okinawa beruht auf fünf Säulen, die jede für sich einen lebensverlängernden Effekt in Anspruch nehmen kann. Doch erst durch ihr Zusammenwirken werden sie zum Jungbrunnen, der Menschen hundert Jahre und länger fröhlich, gesund und munter leben lässt.

Ernährung:
Deine Nahrung soll
dein Heilmittel sein

1. Säule

»Dies wirkt als Medizin bei diesem oder jenem. Es wird dir guttun.« Mit diesen Worten tischt man in Okinawa das Essen auf. Und nach dem Essen sagen alle »Kusuinatan.« Und das heißt: »Es hat meinem Körper gutgetan, es ist wie Medizin.«

Dass das (richtige) Essen Leib und Seele zusammenhält, dafür liefert das Okinawa-Phänomen den besten Beweis. Es ist auffällig, welchen Stellenwert die Auswahl von Nahrungsmitteln im Alltag der Einheimischen besitzt. Wenn ein alter Mensch Besuch von seinen Kindern und Enkelkindern bekommt, fragt er sie zur Begrüßung: »Esst ihr gutes Essen?« Und mit »gutem Essen« – im okinawischen Dialekt Kusuimun – sind nicht etwa üppige Portionen oder teure kulinarische Delikatessen gemeint, sondern Nahrungsmittel, die der Gesundheit zuträglich sind, die dem Körper guttun.

Ohne je von Hippokrates gehört zu haben, beherzigen die Insulaner intuitiv den Leitsatz, den dieser vor rund 2400 Jahren aufgestellt hat: »Nahrung soll eure Medizin und Medizin eure Nahrung sein.«

Arme-Leute-Küche

Okinawa ist ein subtropisches Paradies, und beim Anblick der üppig bewaldeten Hänge mit ihrer unglaublichen Vielfalt an unterschiedlichen Pflanzen liegt die Vermutung nahe, dass es sich hier um überaus fruchtbare Inseln handelt. Bei einer Jahresdurchschnittstemperatur von 22° C und einer hohen Luftfeuchtigkeit sollten zudem mehrere üppige Ernten im Jahr einzubringen sein.

Doch der Eindruck täuscht. Okinawa ist alles andere als ein Schlaraffenland, auf dem den Bewohnern die gebratenen Tauben ins Maul flattern. Das Wissen um die heilenden und lebensverlängernden Wirkungen von Nahrungsmitteln erlangten die Menschen hier nicht, weil sie aus dem Vollen schöpfen konnten. Ein Blick in die Geschichte verrät, wer ihre eigentlichen Lehrmeister waren: Es waren Kargheit und Armut.

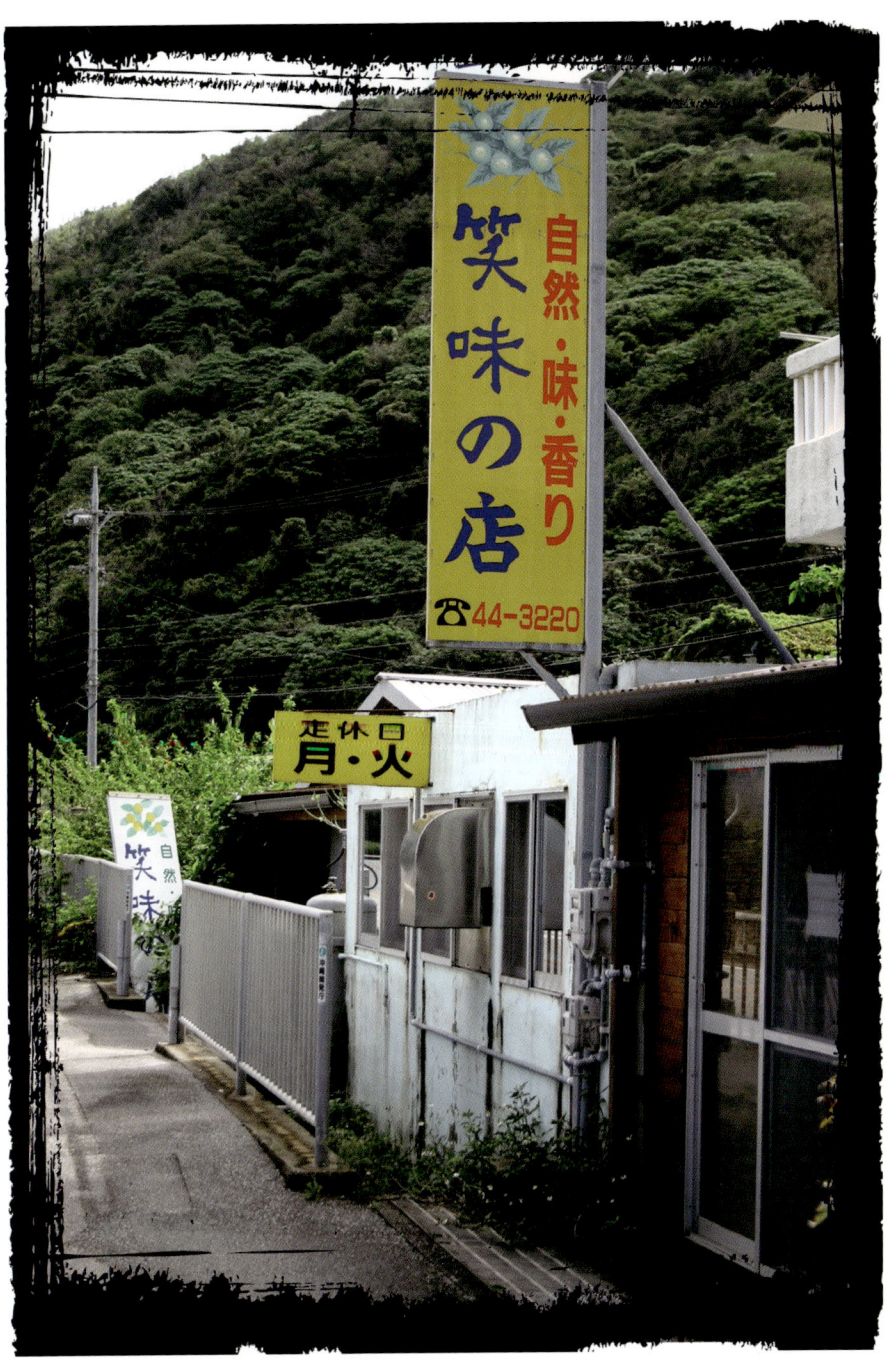

Schlichte Umgebung, vorbildliche Küche: Emi no mise – Emis Restaurant

Wenn Schweinefleisch auch zum festen Bestandteil der okinawischen Küche geworden ist, heißt das nicht, dass es in auch nur annähernd so großen Portionen wie bei uns gegessen wird. Früher wurde es nur an Festtagen verzehrt, heute ein- bis zweimal pro Woche – und das in handtellergroßen Portionen. Zudem wird das Fleisch stundenlang gekocht und dabei das Fett immer wieder abgeschöpft, sodass es extrem mager ist.

Bevor die Ryūkyū-Inseln über den Seeweg an den Warenzustrom aus Japan angebunden wurden, musste alles, was an Nahrung auf den Tisch kam, hart erarbeitet werden: Landwirtschaftlich nutzbares Land ist rar, die Landschaft ist zu zerklüftet und die fruchtbare Bodenschicht auf dem weitgehend aus Muschelkalk bestehenden Untergrund ist zu dünn, um reiche Erträge zu bringen. Während der Taifun-Saison treffen außerdem Jahr für Jahr durchschnittlich 15 Wirbelstürme auf das Land und ziehen eine Spur der Verwüstung über den Archipel. Auch Dürreperioden gefährden immer wieder die Ernten.

Dass König Shō Hashi, dem Ryūkyū im 15. Jahrhundert die vollständige Vereinigung verdankte, kaum mehr als 70 000 bis 80 000 Untertanen hatte, liegt daran, dass das Inselreich schlichtweg nicht mehr Menschen ernähren konnte.

Die Situation änderte sich erst, als ein königlicher Beamter namens Noguni Soukan im Jahr 1605 die Süßkartoffel von einer Chinareise mit zurück nach Ryūkyū brachte. Die Pflanzen waren nicht nur extrem genügsam, sondern auch widerstandsfähig genug, um selbst stärksten Winden zu trotzen – ideal also für die Bedingungen auf dem Archipel.

In der Vorkriegszeit ernährten sich die Okinawer so gut wie ausschließlich von Süßkartoffeln, wenig Reis, Soja, gelegentlich Fisch und viel Salz. Bluthochdruck und Schlaganfälle kamen häufiger vor als in westlichen Ländern. Erst nach 1945 entstand die »neue traditionelle Okinawa-Küche«, die eine Vielfalt von Obst-und Gemüsesorten ebenso beinhaltet wie Reis und Soja, Fisch und Meeresfrüchte sowie geringe Mengen an Milchprodukten und Fleisch. Seither ist die Schlaganfallneigung gesunken und die Lebenserwartung gestiegen.

Die Einführung der Süßkartoffel verbesserte die Ernährungslage der Inselbewohner dramatisch. Sie machte es möglich, dass die Bevölkerung innerhalb von nur einem Jahrzehnt auf 200 000 anwuchs. In Okinawa wird der »König der Süßkartoffeln« auch heute noch verehrt, und in seiner Heimatstadt Kadena erinnert ein Denkmal an seine Verdienste. Alljährlich findet zur Erntezeit im Oktober ein Festival zu seinen Ehren statt.

Der Anbau der nährstoffreichen Knollen erlaubte den Bauern auch erstmals, Schweinezucht zu betreiben, denn sie ernährten Mensch und Vieh zugleich. Und der Mist lieferte den Dünger für den Boden, sodass auch vermehrt Reis angebaut werden konnte. Das Gros der Ernte musste jedoch als Pacht an die Grundbesitzer abgegeben werden, in den Bäuchen der Landarbeiter selbst kam praktisch nichts davon an. Reis war die Luxuskost der Superreichen. Je ärmer der Mensch, desto mehr Süßkartoffeln kamen auf den Tisch.

京 In Emis Restaurant

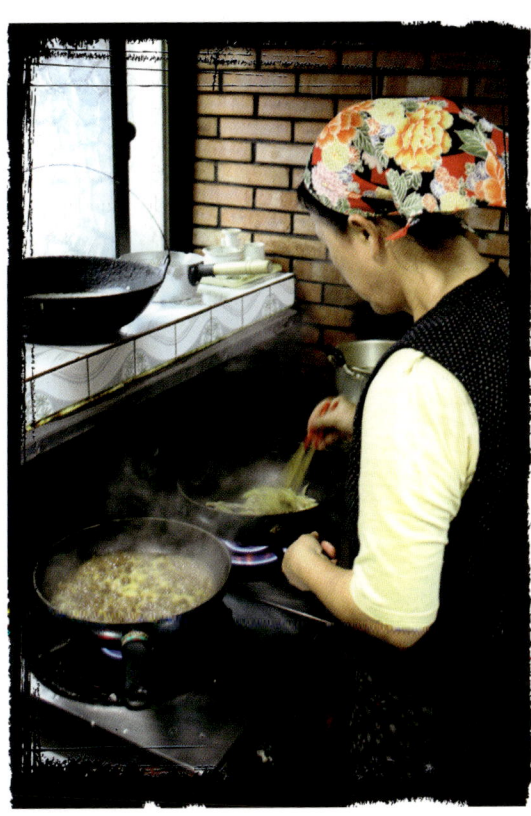

Emiko Kinjo liegt nicht nur die Bewahrung der gesundheitsfördernden Ernährungsgewohnheiten, sondern auch der Erhalt der traditionellen Lebensweise am Herzen. Darum lässt sie sich ihre Zutaten ausnahmslos von den ortsansässigen Kleinbauern liefern. So sichert sie sich nicht nur tagesfrische, biologisch angebaute Ware, sondern fördert gleichzeitig die Geschäfte ihrer Nachbarn. Yuimaru heißt dieses Phänomen des Prinzips »Eine Hand wäscht die andere«, dem man in Okinawa auf Schritt und Tritt begegnet. Näheres dazu finden Sie in der vierten Säule des Okinawa-Wunders zum Thema »Gemeinschaft«.

Emi-san in ihrem Element

Was heute auf Okinawa als traditionelle Küche gilt, würde in der modernen Gastronomie wohl als Cross-over bezeichnet werden: Eine gelungene Mischung aus überlieferten Rezepten und fremden kulinarischen Elementen, die im Laufe der Jahrhunderte durch die engen Handelsbeziehungen zu China, Korea und Japan ihren Weg in die Kochtöpfe fanden.

Wenn es eine Meisterin am Herd gibt, die sich mit der lebensverlängernden Hausmannskost des Inselreichs auskennt, dann ist es Emiko Kinjo. Seit 17 Jahren betreibt sie in Ogimi das Restaurant Emi no Mise, in dem sie die okinawischen Klassiker von Suppen mit den einheimischen Soba-Nudeln über Heringe und Fleischbällchen, Papayagemüse und Algensalat bis hin zu den diversen Chanpurus auf den Tisch bringt.

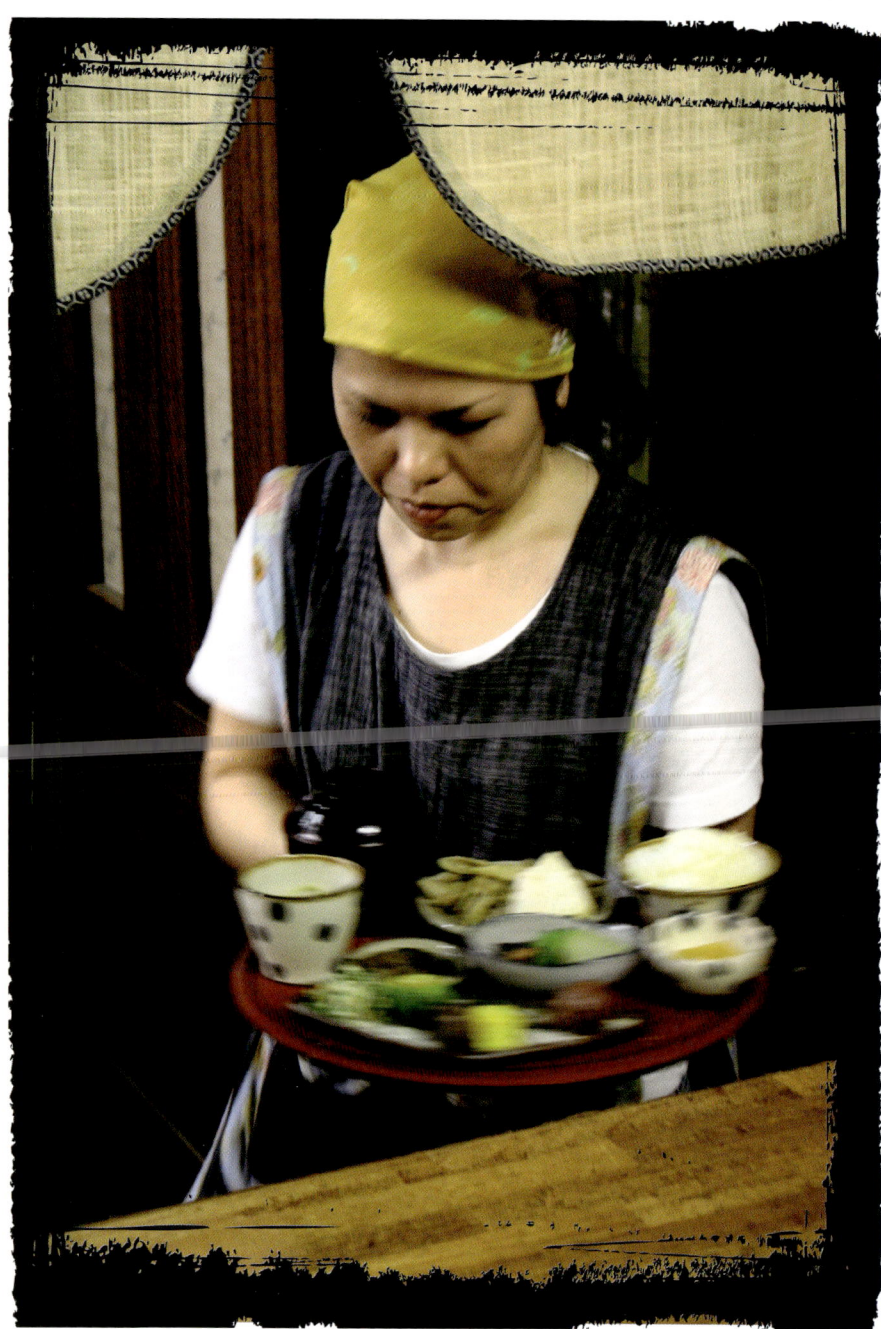

Typisch Okinawa: Köstliche Kleinigkeiten in vielen Schälchen

Emiko-san hat für uns ihre Komposition Makachi kumisore auf den Tisch gezaubert – was wörtlich so viel wie »Lass mich einfach machen!« heißt. Während wir ihr in der Küche beim Brutzeln, Köcheln und Schwenken zuschauten, verriet sie uns so manches Geheimnis. Zum Beispiel, dass man Goya-Gurken vor dem Zubereiten immer in Salz legen sollte, um den bitteren Geschmack zu mildern. Die Rezepte, die Sie in unserem Okinawa-Wochenend-Programm finden, sind von ihrer Küche inspiriert.

Gerade haben wir uns wieder in dem offenen Gastraum eingefunden, als eine Familie aus dem Ort am Nebentisch Platz nimmt. Und da ist sie endlich: eine echte Hundertjährige aus Ogimi. Sie hat sich für den Anlass das Haar frisch hochgesteckt und mit einer zart gemusterten Bluse zurechtgemacht. Würdevoll und aufrecht, wie sie dasitzt, lässt sie keinen Zweifel daran, wer in der Familie die Chefin ist.

Während uns Emiko-san und ihre Helferinnen in einer attraktiven schwarz-rot lackierten Holzkiste eine Auswahl der kulinarischen Klassiker ihrer Heimat servieren, ist uns darum doppelt bewusst: Dies hier schmeckt nicht nur gut; wer so isst, wird vielleicht auch irgendwann so ururalt wie die Dame am Nebentisch. Schauen wir doch einmal, welche Geheimnisse und Regeln genau dahinterstecken.

 ## Das erste Geheimnis eines lebenslangen Idealgewichts: »Hara hachibu«

Etwa zehn Jahre dauerte es, bis sich die Versorgungslage nach dem Zweiten Weltkrieg verbesserte, und genau genommen nahm das Wunder von Okinawa erst hier seinen Anfang: Während bei uns mit dem Überfluss der Wirtschaftswunderjahre die überflüssigen Pfunde kamen und von einer ganzen Generation das Anfuttern von Vorratsspeck zur Maxime erhoben wurde, blieben die Bewohner des Archipels bei ihrer alten konfuzianischen Regel: Sie hielten es mit »Hara hachibu«, was auf Deutsch in etwa so viel bedeutet wie »Füll dir den Magen nur zu acht (von zehn) Teilen«.

Die Nerven, die den Füllstand des Magens an das Gehirn weitermelden, reagieren relativ langsam: Die Datenübertragung dauert etwa 20 Minuten. Eine gute Viertelstunde nach dem Essen fühlen wir uns also satter als unmittelbar nach Beendigung des Mahls. Essen wir, bis wir total satt sind, überfüllen wir den Magen. Folge: Er dehnt sich, und bei der nächsten Mahlzeit passt ein kleines bisschen mehr hinein. Der Einstieg in einen Teufelskreis …
Mit der Okinawa-Regel des Hara hachibu sorgen wir dafür, dass es gar nicht so weit kommt.

Diese Fähigkeit zur Selbstbeschränkung ist ein zentraler Punkt im Erfolgsrezept der Okinawer. Inzwischen nämlich ist wissenschaftlich erwiesen, dass eine leichte Unterversorgung mit Kalorien in biologischen Systemen die natürlichen Mechanismen zur Regeneration auf Trab halten. Dies liegt, so vermuten die Forscher, an einer Strategie der Evolution, die ein klares Ziel verfolgt: den Fortbestand der Spezies zu sichern. Angesichts karger Lebensbedingungen kann der Fortpflanzungserfolg nur sichergestellt werden, wenn sich die reproduktive Phase verlängert. Um dieses Ziel zu erreichen, muss der Körper sämtliche Selbstheilungskräfte mobilisieren, was aber nur gelingen kann, wenn ihm trotz geringer Kalorienaufnahme alle essenziellen Nährstoffe zugeführt werden, die er braucht. Ist diese Bedingung erfüllt, kann der Alterungsprozess deutlich hinausgezögert werden.

Wenn die Okinawer mit ihrer traditionellen Küche nur 80 Prozent der Kalorien zu sich nehmen, wie sie im übrigen Japan verzehrt werden, heißt das jedoch keinesfalls, dass sie ständig mit Magenknurren durch die Gegend liefen. Man stopft sich nur einfach nicht voll, bis man pappsatt ist, sondern lässt ein kleines bisschen Platz …

 # Mit jedem Jahr ein bisschen dicker?

»Im Alter wird man stärker«, lautete der trockene Kommentar meiner Mutter, wann immer ihr eine Jugendfreundin ihr Leid über ihre Gewichtsprobleme klagte. Ein Blick auf ihren eigenen Hüftspeck verriet, dass der Spruch auch für sie Gültigkeit hatte. Die Vielzahl der in den Sechziger- und Siebzigerjahren des 20. Jahrhunderts angebotenen Schlankheitspillen und technischen Abnehmhilfen vom Saunaanzug bis zum Elektrostimulator deuten darauf hin, dass das Schönheitsideal schon damals schlank war. Dass aber Männer »in den besten Jahren« einen Bauch vor sich herschoben und Frauen spätestens nach der ersten Schwangerschaft in die Breite gingen, galt als unumstößliche Tatsache. Die wenigen Ausnahmen bestätigten die Regel.

Der BMI ist der gängige Wert zur Bewertung des Körpergewichts. Formel zur Berechnung:

$$BMI = \frac{Körpergewicht}{Körpergröße^2}$$

Beispielrechnung:

Gewicht 62 kg, Größe 175 cm : (1,75 m × 1,75 m) = BMI 20,24 kg/m² Normalgewicht:

BMI 18 bis 25

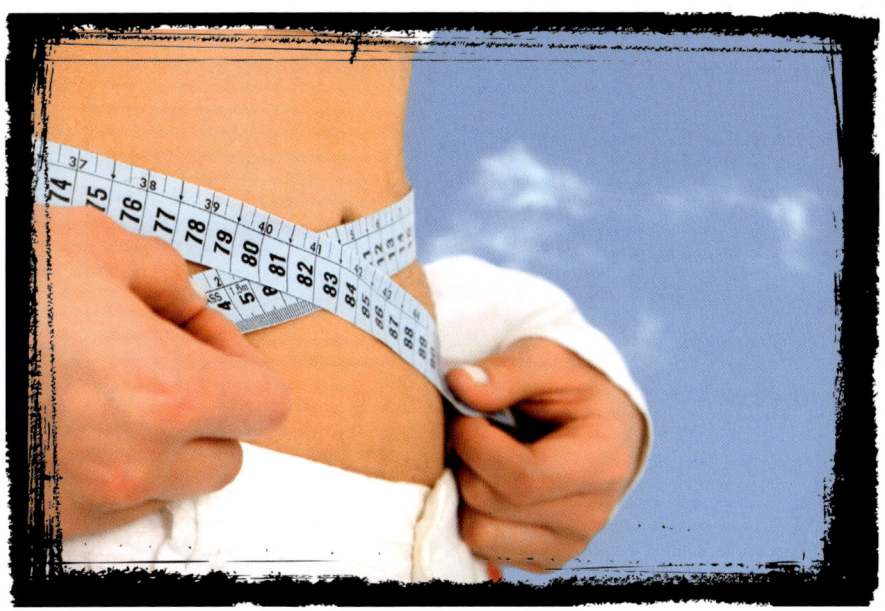

Für immer schlank : die Okinawa-Küche macht's möglich!

Und wie sieht es heute aus? Die Gießener Senioren-Langzeitstudie (GISELA-Studie) unter sucht – übrigens in einem ähnlichen Aufbau wie die Okinawa Centenarian Study – seit 1994 alle zwei Jahre 500 selbstständig lebende und sich selbst versorgende Menschen über sechzig und vergleicht deren Daten mit denen junger Erwachsener. Die Senioren und Seniorinnen hatten einen durchschnittlichen Body Mass Index (BMI) von 27 Kilogramm pro Quadratzentimeter gegenüber 21 bei den jungen Frauen und 23 bei den jungen Männern. Gemäß internationaler Standards entspricht dies einem mäßigen Übergewicht. Auch das Verhältnis von Bauchumfang und Hüfte, das Auskunft über die Fettverteilung gibt – der sogenannte Waist-to-Hip-Ratio –, ging nach oben: Hier legten die Senioren im Laufe der Jahre um durchschnittlich 15 Punkte zu. (Würden kranke und pflegebedürftige Menschen in der Studie berücksichtigt, würden die Werte sicherlich eine noch eindeutigere Sprache sprechen.)

Meine Mutter hätte ihren Spruch in Stein meißeln lassen können, denn er hat nichts von seiner Gültigkeit verloren: Im Alter wird man (hierzulande) »stärker« – sprich: dicker.

Übergewicht ist nicht nur ein optisches Problem: Es steigert das Risiko für Herz-Kreislauf-Erkrankungen, Diabetes, Herzinfarkte und Schlaganfälle, verursacht Schädigungen am Bewegungsapparat und verkürzt die Lebenserwartungen. Außerdem drückt es aufs Selbstwertgefühl, macht oft unzufrieden und kann sogar Depressionen auslösen.

Das zweite Geheimnis eines lebenslangen Idealgewichts: Die Kaloriendichte

Dass sich mit dem Alter nicht zwangsläufig Probleme mit Übergewicht einstellen müssen, beweisen die Hochbetagten von Okinawa: Es gibt keine Dicken unter ihnen. Sie halten ihr Idealgewicht ein Leben lang. Die Hara-hachi-bu-Regel ist nur ein Grund dafür. Ein weiterer liegt in der Auswahl von Lebensmitteln mit ausgesprochen niedriger »Kaloriendichte«. Und so funktioniert das Prinzip:

Der menschliche Körper verlangt täglich ein bis eineinhalb Kilo Nahrung, um keine Hungergefühle zu entwickeln. Es scheint dabei keinen Unterschied zu machen, ob wir ihm Sahnetorte, Pommes und Doppelrahmkäse oder Algensalat und Wokgemüse zuführen. Ein Hamburger, der bei 300 Kalorien nur 100 Gramm auf die Waage bringt, macht nicht lange satt. Stellt man ein Menü aus Tofu, Gemüse und etwas Reis, einem frisch gepressten Gemüsesaft vorneweg und einem Apfel als Dessert zusammen, schlägt das auch mit 300 Kalorien zu Buche. Die Mahlzeit wiegt aber mit 500 Gramm fünfmal so viel wie der Hamburger. Nach dem Essen sind wir angenehm satt und bleiben es auch eine ganze Zeit.

Der Schlüssel zum dauerhaften Schlanksein ist also nicht, wenig, sondern viel zu essen und zu trinken – aber eben das Richtige. Und das Richtige sind Lebensmittel, die in Bezug auf ihren Brennwert eher »leicht« als »schwer« sind.

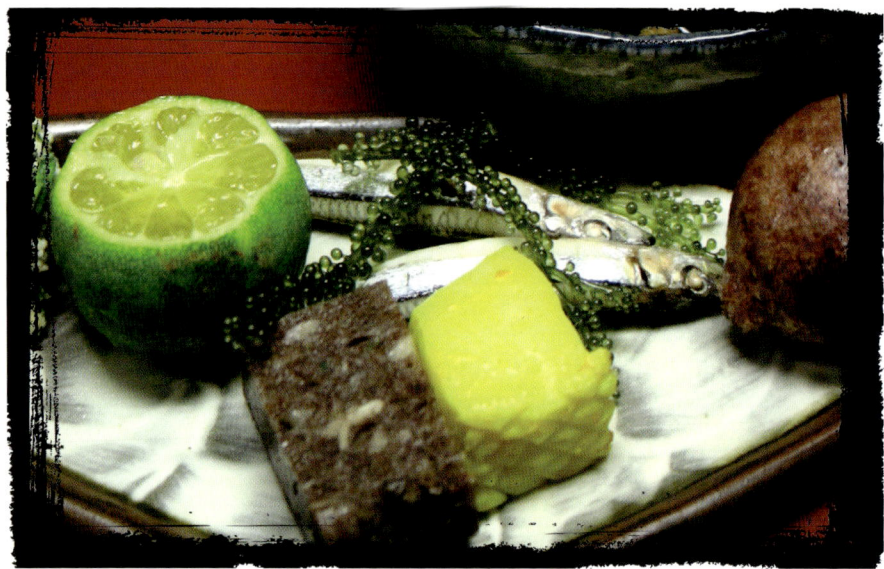

Die Gewichtsklassen im Überblick

Federgewichte sind fast alle Obst- und Gemüsesorten, Tofu sowie Gemüse- und entfettete Hühnerbrühe. Hiervon können Sie praktisch unbegrenzte Mengen essen, ohne zuzunehmen.

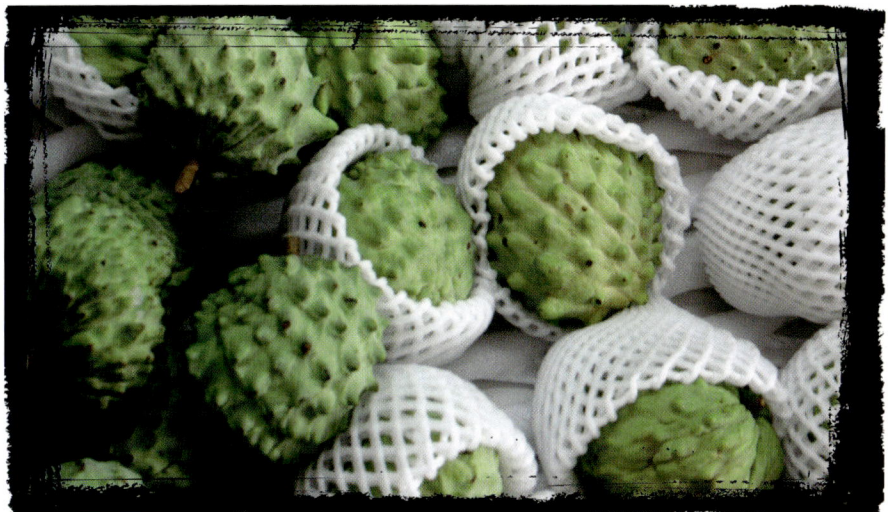

Cherimoyas: mit etwas Limettensaft beträufelt schmecken sie am besten.

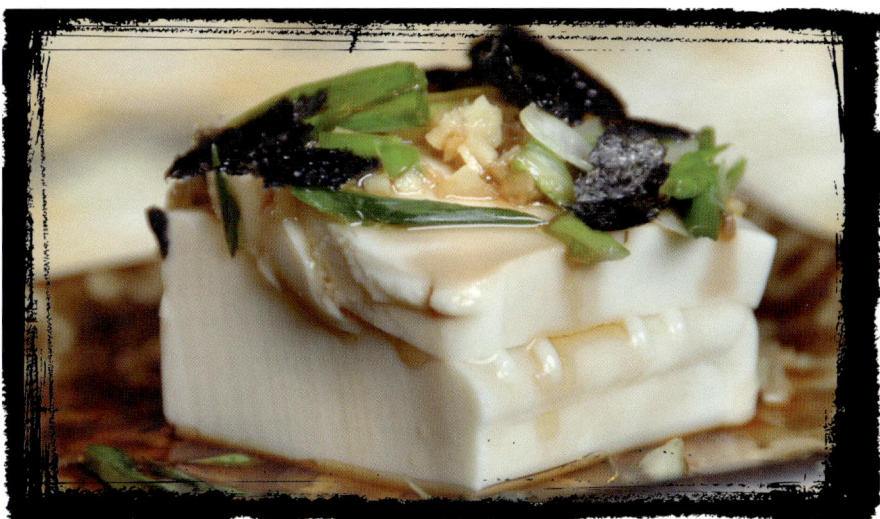

Tofu darf in der Okinawa-Küche nicht fehlen.

Leichtgewichte sind Nudeln und Reis (am besten Vollkorn), magere Fischsorten, Shrimps, fettarmer Joghurt und Hülsenfrüchte. Aus dieser Gruppe können Sie sich mehrmals täglich bedienen.

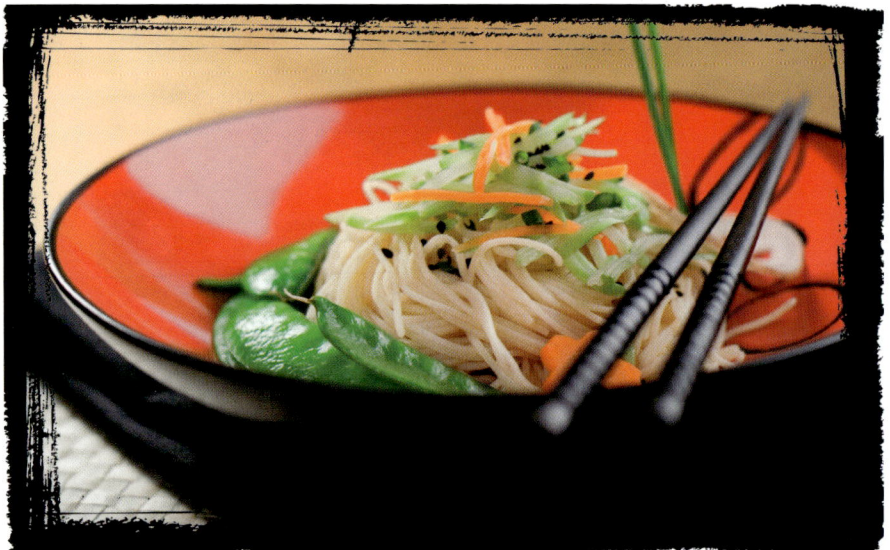

Die typischen Soba-Nudeln werden mit Gemüse in einer würzigen klaren Brühe serviert.

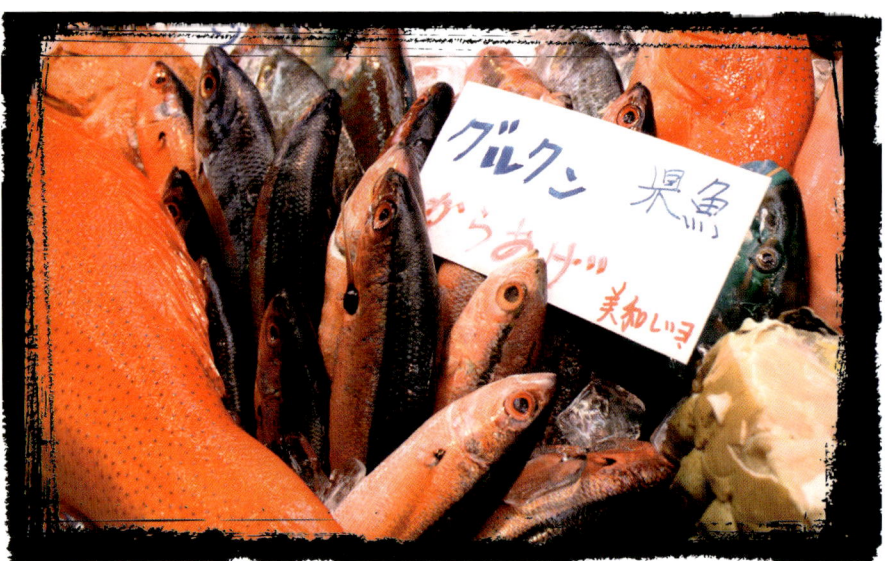

Guruku heißen die kleinen, sehr beliebten Fische, die sogar das Wappen von Okinawa zieren.

Mittelgewichte sind Brot, fettarmer Käse, Fleisch, fetthaltigere Fische (wie Thunfisch oder Lachs) und fettarme Eiscreme. Hier heißt es bereits, bewusst auf die Portionsgröße zu achten.

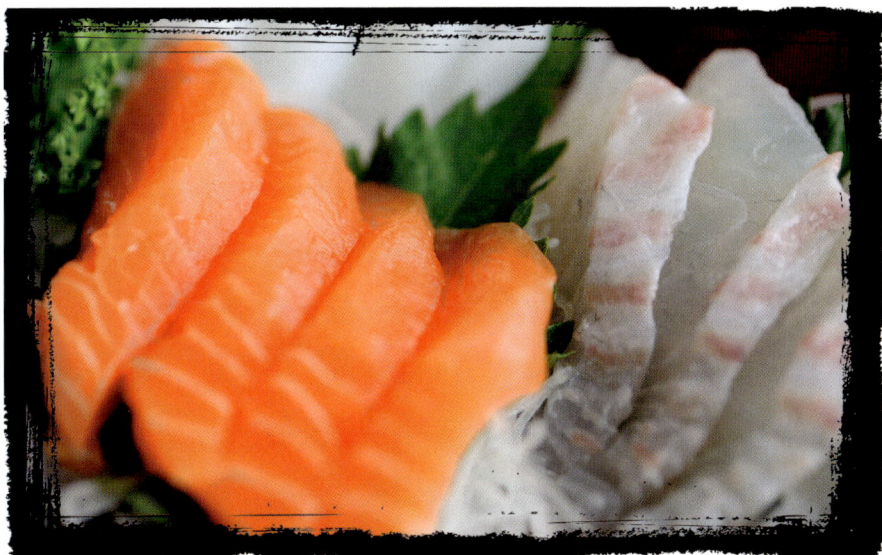

Thunfisch und Lachs dürfen Sie in Maßen genießen!

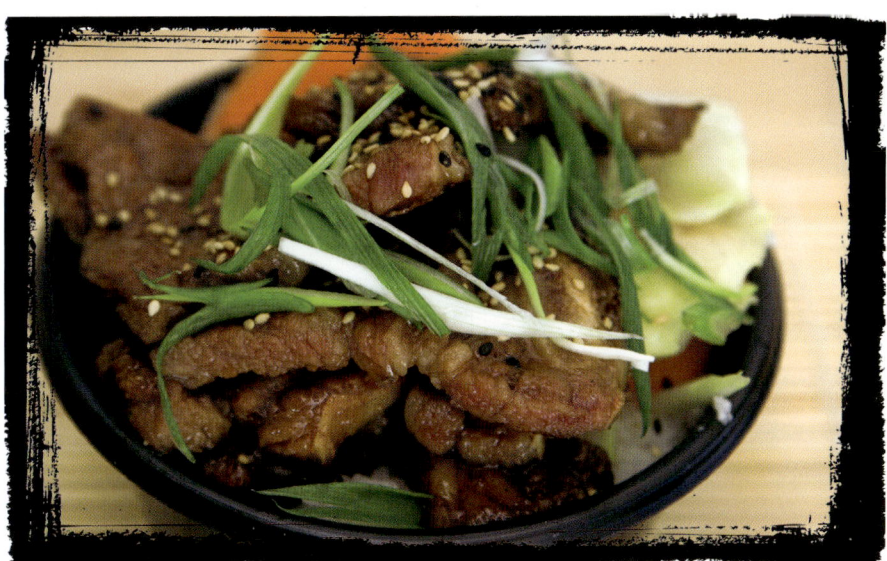

Mageres Fleisch aus dem Wok

Schwergewichte sind zum Beispiel Nüsse, Kuchen, fetter Käse, Öle und Fette. Und natürlich Schokolade (wobei möglichst dunkle Sorten mit hohem Kakaoanteil und wenig Milch und Zucker noch am besten abschneiden). Bei den Schwergewichten heißt die Devise: sparsam genießen.

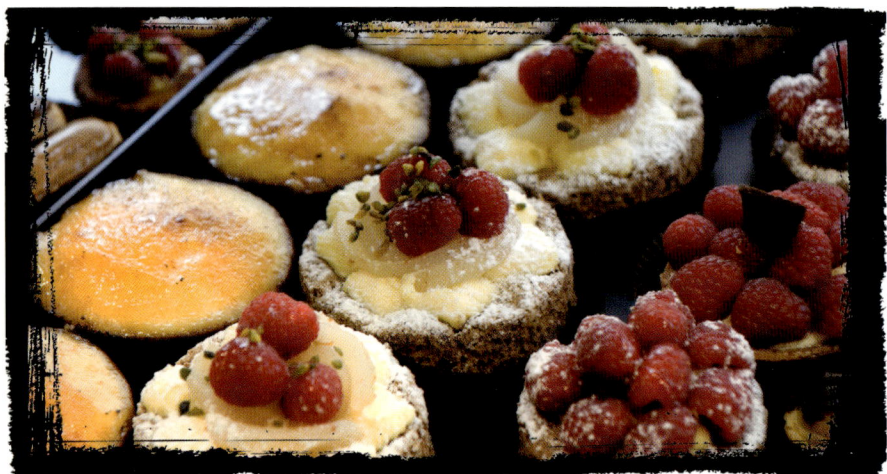

Auch das darf manchmal sein: Süße Leckereien

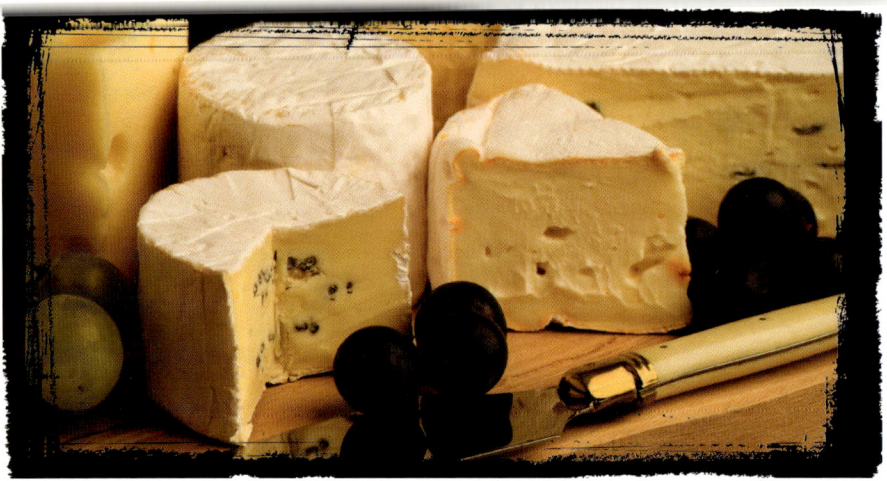

Fett, aber köstlich: Käse in all seinen Varianten

In der Okinawa-Küche gibt es keine Verbote. Im Prinzip darf man alles essen, bloß eben in der angemessenen Menge. Überflüssige Kilos sammeln sich gar nicht erst an, wenn wir unsere Lebensmittel nach folgendem Schema kombinieren:

3 Teile Feder- und Leichtgewichte

**1 Teil
Mittel- und Schwergewichte**

Die Okinawa-Schlankheitsformel

Ein zentraler Begriff der Okinawa-Ernährung ist die Kaloriendichte
– sie errechnet sich ganz einfach:

$$\text{Kaloriendichte} = \frac{\text{Kalorien des Nahrungsmittels}}{\text{Gramm}}$$

Beispielrechnungen:

Hamburger = 300 kcal pro 100 g
$\qquad\qquad\quad$ 300 : 100 = 3,0

Banane = 90 kcal pro 100 g
$\qquad\qquad\quad$ 90 : 100 = 0,9

Kalorienangaben finden Sie in Brennwerttabellen oder auf den
Lebensmittelverpackungen.

Je mehr Kalorien pro Gramm, desto »schwerer« ist ein Nahrungsmittel.

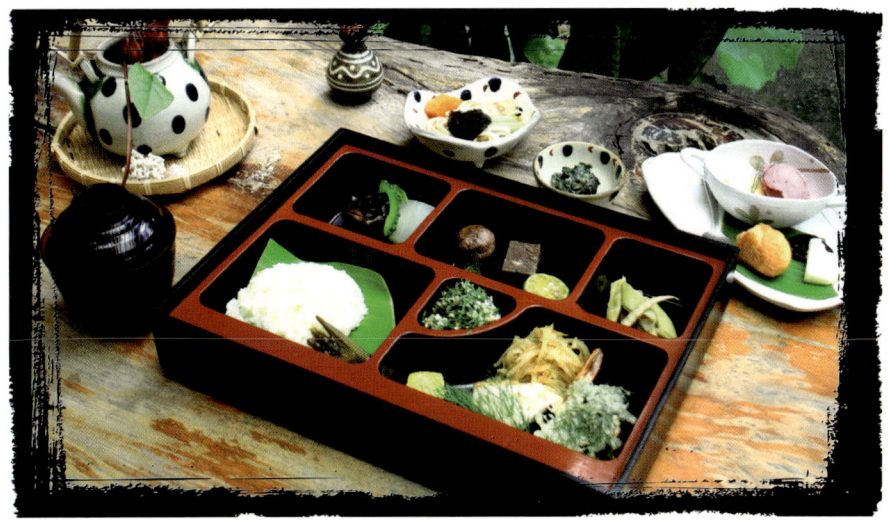

Macht satt, aber nicht dick: Emis Komplett-Menü auf Okinawa-Art

Bei einem Tagesverzehr von einem Kilogramm Nahrungsmitteln entspricht das 750 Gramm für die »leichten« und 250 Gramm für die »Schweren«.

Mit der der Okinawa-Schlankheits-Formel lässt sich die Kaloriendichte ganz einfach ermitteln. Die wichtigsten Werte können Sie aber auch ohne große Rechnerei den unten stehenden Tabellen entnehmen. Außerdem: Sie werden ganz schnell ein Gefühl dafür entwickeln, in welche Gewichtsklasse ein Nahrungsmittel fällt, sodass Sie nicht mehr lange zu überlegen brauchen. Die Hochbetagten von Okinawa brauchen schließlich auch keine Kalorientabelle oder Taschenrechner, um zu wissen, welche Lebensmittel ihnen guttun und sie schlank halten. Wieder einmal ist es ihr untrüglicher Instinkt, der sie die richtige Wahl treffen lässt.

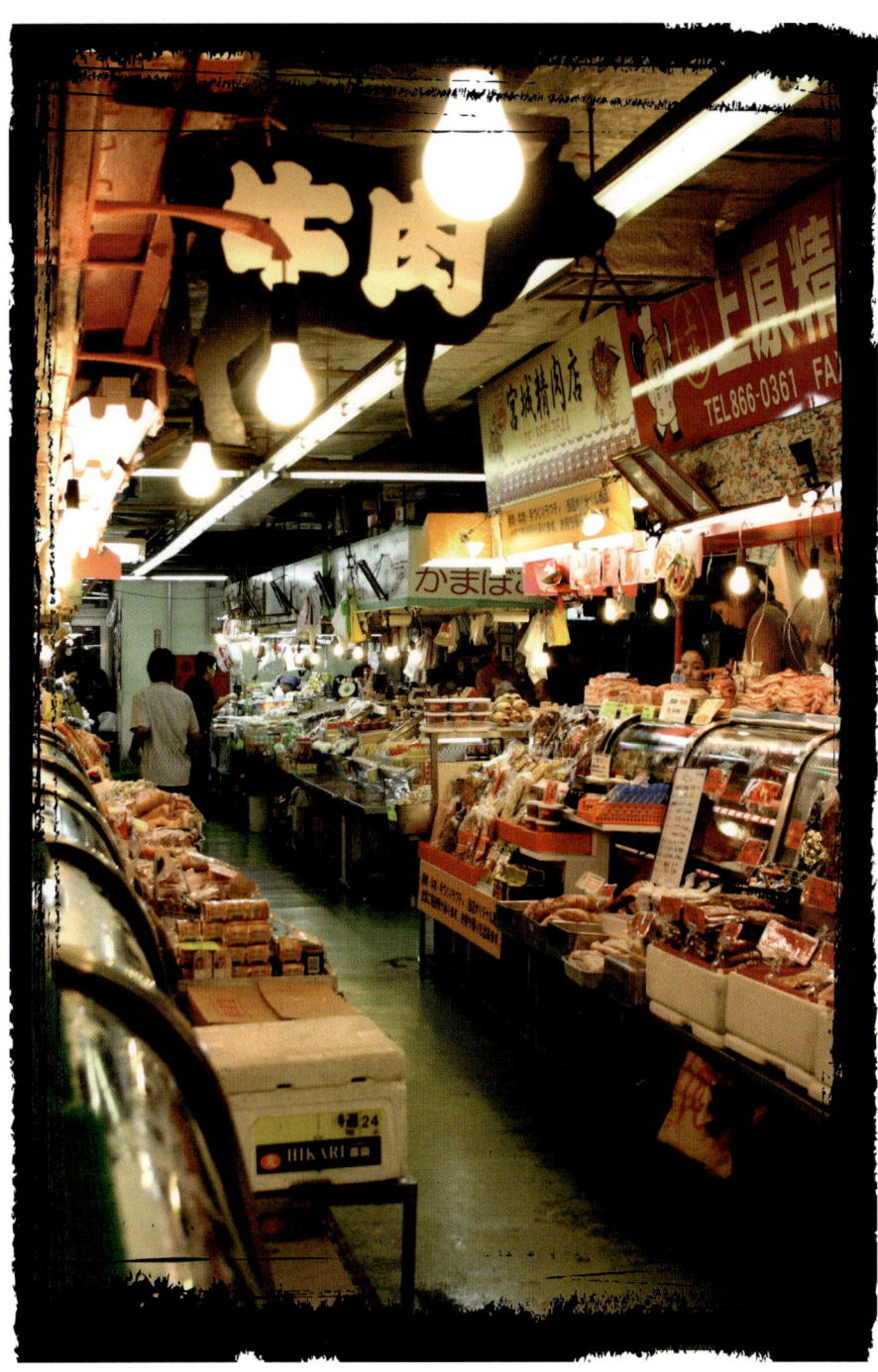

Die Federgewichte Kaloriendichte bis max. 0,7: Essen nach Lust und Laune	**Die Leichtgewichte** Kaloriendichte 0,8 bis 1,5: Essen mit Maß und Ziel
Apfel 0,6	Banane 0,9
Aprikose 0,5	Fruchteis (ohne Milch) 0,8
Birne 0,6	Fruchtjoghurt (1,5) 1,0
Brokkoli 0,3	Hüttenkäse (4%) 1,0
Erdbeeren 0,3	Kabeljau (fettfrei gegart) 1,0
Gemüsebrühe 0,3	Kartoffeln (geröstet) 1,2
Grapefruit 0,3	Mais (Dose) 1,1
Gurke 0,1	Nudeln (gekocht) 1,4
Joghurt (1,5%) 0,6	Oliven, grün (mariniert) 1,3
Karotte 0,4	Putenbrust (ohne Fett gegrillt) 1,1
Kartoffeln (gekocht) 0,7	Rotbarsch (fettfrei gegart) 1,0
Kopfsalat 0,1	Scholle (fettfrei gegart) 0,8
Melone 0,4	Seelachs (fettfrei gegart) 0,8
Milch (1,5 %) 0,4	Seezunge (fettfrei gegart) 0,8
Orange 0,5	Shrimps 0,9
Paprika (rot) 0,3	Speisequark (20 %) 1,1
Pfirsich 0,4	Steinbeißer (fettfrei gegart) 0,9
Sellerie 0,2	Süßkartoffeln 1,0
Soja-Joghurt 0,7	Vollkornreis (gekocht) 1,1
Sojamilch 0,3	Zander (fettfrei gegart) 0,8
Sojasprossen 0,2	
Spargel 0,2	
Spinat (gedünstet) 0,2	
Tofu 0,7	
Tomaten 0,2	
Weintrauben 0,7	

Die Mittelgewichte	Die Schwergewichte
Kaloriendichte 1,6 bis 3,0:	Kaloriendichte 3,1 bis 9,9:
In kleinen Portionen ab und zu	Seltene Genüsse
Brathering 2,0	Bitterschokolade 5,4
Ciabatta-Brot 2,6	Blätterteiggebäck 4,2
Dörrpflaumen 2,4	Butter 7,2
Eiscreme (fettarm) 1,9	Camembert (45 %) 3,8
Hähnchenbrust (ohne. Haut gegrillt) 1,7	Crème fraîche (40 %) 3,8
Lachs (pochiert) 1,8	Emmentaler 3,8
Mozarella (fettarm) 2,5	Erdnüsse (geröstet) 5,9
Pumpernickel 2,0	Kartoffelchips 5,4
Rindersteak (mager) 2,2	Käsekuchen 3,2
Rindertartar 1,7	Mandeln 6,0
Roggenmischbrot 2,2	Marzipan 4,5
Rosinen 2,8	Mayonnaise 7,2
Schweinekotelett (mager) 2,0	Nougat 5,0
Seeaal (geräuchert) 1,7	Öl (pflanzlich) 8,8
Sojabohnen (gekocht) 1,7	Pistazien 5,7
Soja-Eiscreme 1,7	Popcorn (ungesüßt) 3,8
Sojakäse 2,5	Sachertorte 3,7
Thunfisch (pochiert) 1,8	Schokoladenkekse 5,1
Vollkornbrot 3,0	Schweinespeck (gebraten) 5,8

乐 Neun goldene Regeln

Regel Nr. 1: Das richtige Eiweiß!

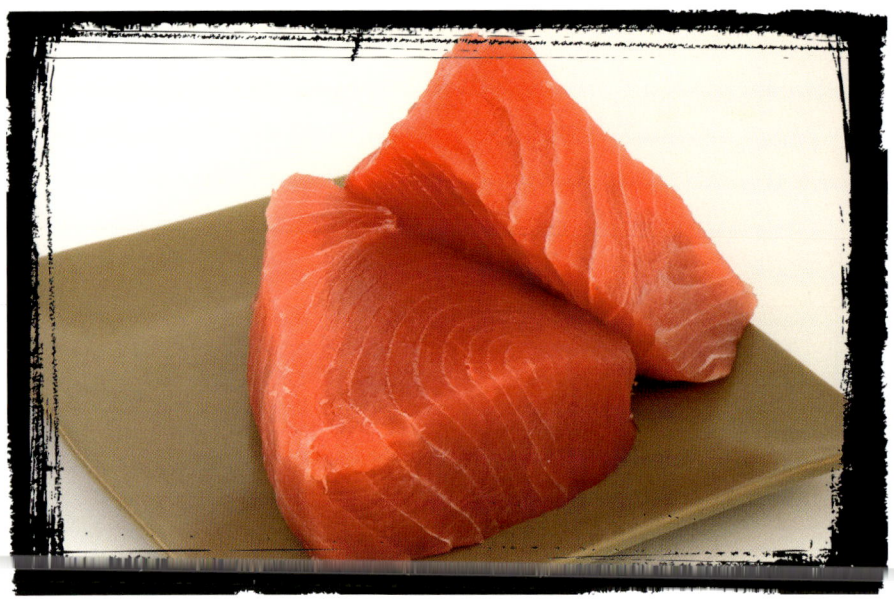

In der traditionellen Okinawa-Küche sind Tofu und Fisch die wichtigsten Eiweißlieferanten. Auch Hülsenfrüchte (Bohnen, Erbsen oder Linsen), fettarme Milchprodukte und Nüsse sind gute Quellen. Letztere sollten jedoch wegen der hohen Kaloriendichte eher sparsam verzehrt werden.

Eiweiße (= Proteine) sind lebenswichtige Baustoffe für den Körper, die wir zum Beispiel für den Muskelaufbau benötigen. Pro Kilogramm Körpergewicht braucht ein Erwachsener etwa 0,8 Gramm davon. Bringen Sie also zum Beispiel 60 Kilo auf die Waage, brauchen Sie etwa 50 Gramm Eiweiß. Einen Mangel an Eiweiß leidet in unserer westlichen Wohlstandsgesellschaft jedoch kaum jemand. Schon eher kommt es durch hohen Fleischkonsum zu einer Überversorgung, die weniger durch die Proteine selbst als durch die Anteile an anderen ungünstigen Inhaltsstoffen wie gesättigten (nicht lebenswichtigen, aber dick machenden) Fettsäuren, Cholesterin und Purinen negative gesundheitliche Folgen wie hohen Blutdruck, Nierensteine und Arterienverkalkung haben können. Holen Sie sich Ihr Eiweiß lieber aus Fisch und pflanzlichen Quellen.

Regel Nr. 2: Die richtigen Kohlenhydrate

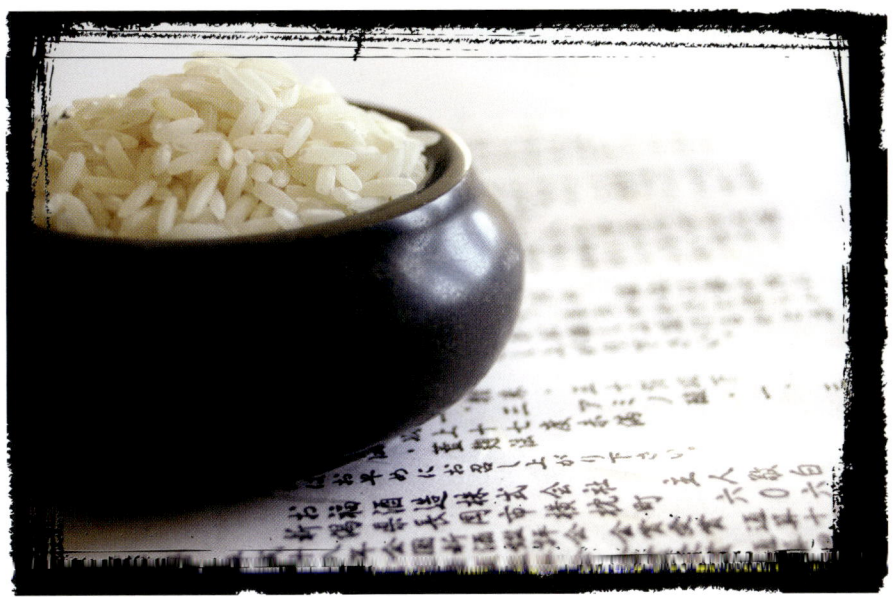

Kohlenhydrate sind ein wichtiger Energielieferant für den Körper. Aber auch hier kommt es darauf an, zu den richtigen zu greifen: Während komplexe, schwer aufzuschließende Kohlenhydrate, wie sie beispielsweise in Vollkornprodukten enthalten sind, den Blutzuckerspiegel langsam ansteigen lassen, lösen einfache Kohlenhydrate wie im Raffinadezucker einen regelrechten Kick aus, bei dem sehr schnell viel von dem Hormon Insulin in die Blutbahn gerät. Führen wir unserem Körper dauernd zuckerhaltige Nahrungsmittel zu, überfordern wir damit unseren Organismus. Die Zellen – vor allem in Muskeln, Leber und Fettgewebe – reagieren mit der Zeit weniger empfindlich auf Insulin, sodass das Hormon in immer größeren Mengen ausgeschüttet werden muss, um den Blutzuckerspiegel konstant zu halten. Nicht nur, dass sich durch diesen Abstumpfungseffekt – die sogenannte »Insulinresistenz« – im Laufe der Zeit Diabetes entwickeln kann. Auch permanente Hungergefühle sind die Folge. Und wer Hunger hat, isst mehr, als ihm (oder ihr) guttut.

Probieren Sie als Alternative zu Brot, Kuchen & Co. doch einmal Süßkartoffeln. Auf Okinawa sind sie die wichtigste Kohlenhydratquelle. Sie sind leicht und schnell zubereitet und sehr lecker. Und sie machen satt, ohne dick zu machen.

Regel Nr. 3: Die richtigen Fette

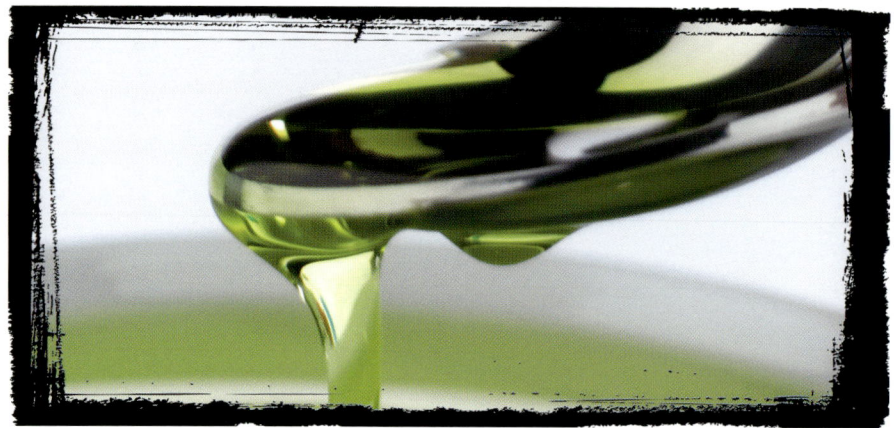

Auf Okinawa werden viele Speisen bei niedriger Hitze schonend im Wok gegart. Als Bratfett wird Rapsöl verwendet. Auch hier greifen die Okinawer instinktiv zu genau dem Richtigen: Im Vergleich zu anderen Ölen – selbst dem viel gepriesenen Olivenöl – hat es die besten gefäßschützenden Eigenschaften. Es enthält kaum gesättigte, dafür aber einen besonders hohen Anteil an ungesättigten Fettsäuren. Sogar ungesättigte Omega-3-Fettsäuren sind enthalten, die im Olivenöl weitgehend fehlen.

Gute Fette machen fit, schlechte Fette machen dick. Bei keinem anderen Nährstoff wie den Fetten liegen Gesundheit und Krankheit so nah beieinander. Ob ein Fett »gut« oder »schlecht« ist, entscheidet die chemische Struktur der darin enthaltenen Fettsäuren: Sogenannte gesättigte Fettsäuren stammen vorwiegend aus tierischen Produkten wie Milch, Butter, Schmalz und Fleisch. Unser Körper kann sie zur Not auch selbst herstellen, sie haben aber eine unerwünschte Nebenwirkung: Gesättigte Fettsäuren treiben den Cholesterinspiegel in die Höhe. Ungesättigte Fettsäuren hingegen kann unser Körper nicht selbst herstellen, wir müssen sie also mit der Nahrung aufnehmen. Sie sind in pflanzlichen Ölen wie Distel-, Lein-, Maiskeim-, Oliven-, Sonnenblumen-, Sojabohnen- und Rapsöl enthalten. Wir brauchen sie zum Beispiel, um die Vitamine A, D, E und K aufzuspalten, damit diese aus dem Darm in den Blutkreislauf gelangen können. Außerdem bewirken sie eine Senkung des Cholesterinspiegels und halten die Gefäße geschmeidig. Darum ist es auch nicht gesund, ganz auf Fett zu verzichten. Der Organismus braucht pro Tag etwa 10 Gramm davon. Eine besondere gefäßschützende Wirkung wird den Omega-3-Fettsäuren zugeschrieben, die beispielsweise in Fisch, aber auch in manchen Pflanzenölen enthalten sind.

Regel Nr. 4: Viel Gemüse, Obst und Soja

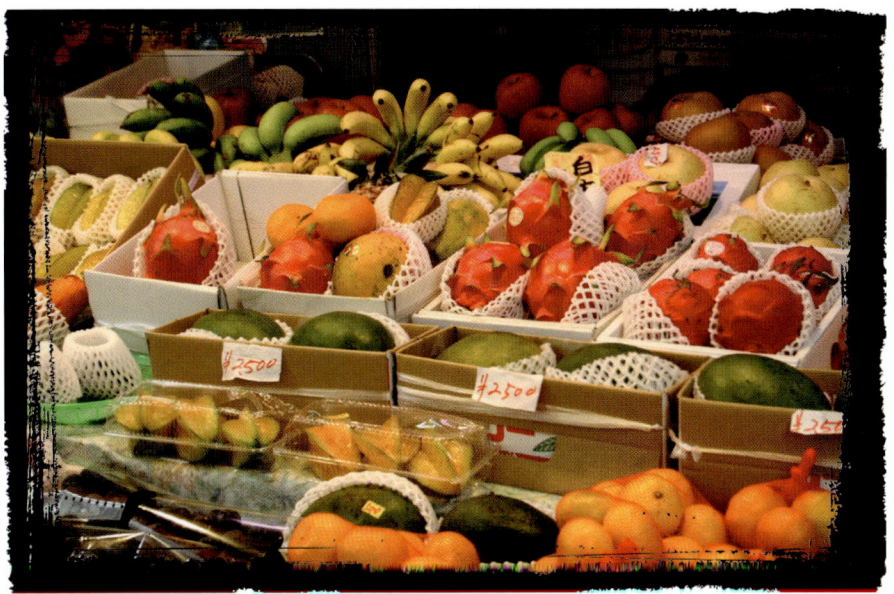

Neben Nährstoffen enthalten Pflanzen sogenannte sekundäre Pflanzenstoffe, mit denen sie sich zum Beispiel vor Fressfeinden schützen oder Tiere anlocken, die ihre Früchte fressen und so deren Samen verbreiten sollen. Die Wissenschaft hat inzwischen deren Wert für die menschliche Ernährung erkannt: Manche wirken antioxidativ, das heißt, sie fangen schädliche Sauerstoffteilchen – im Fachjargon als »freie Radikale« bezeichnet – ab, die die Zellen altern (und manchmal leider auch entarten) lassen. Und das heißt im Klartext: weniger Falten, strafferes Bindegewebe und gesündere Organe. Andere dieser Biostoffe, allen voran die Isoflavone im Soja, fungieren als pflanzliche Hormonvorstufen und wirken unterstützend auf den weiblichen Hormonhaushalt. Für die Praxis heißt das: eine möglichst große Vielfalt an unterschiedlichen Obst-, Gemüse- und Kräutersorten essen. Und natürlich jede Menge Soja!

Ob Tofu, Miso, Karotten, Kohl, Goya, Sojasprossen, Süßkartoffeln und Süßkartoffelkraut, Algen, Paprikaschoten, Zwiebeln, die einheimischen Limetten und Mandarinen oder der Jasmin-Tee – die Okinawa-Küche strotzt vor sekundären Pflanzenstoffen. Wissenschaftler sehen darin einen Hauptfaktor für ein langes, gesundes Leben.

Regel Nr. 5: Viele Ballaststoffe

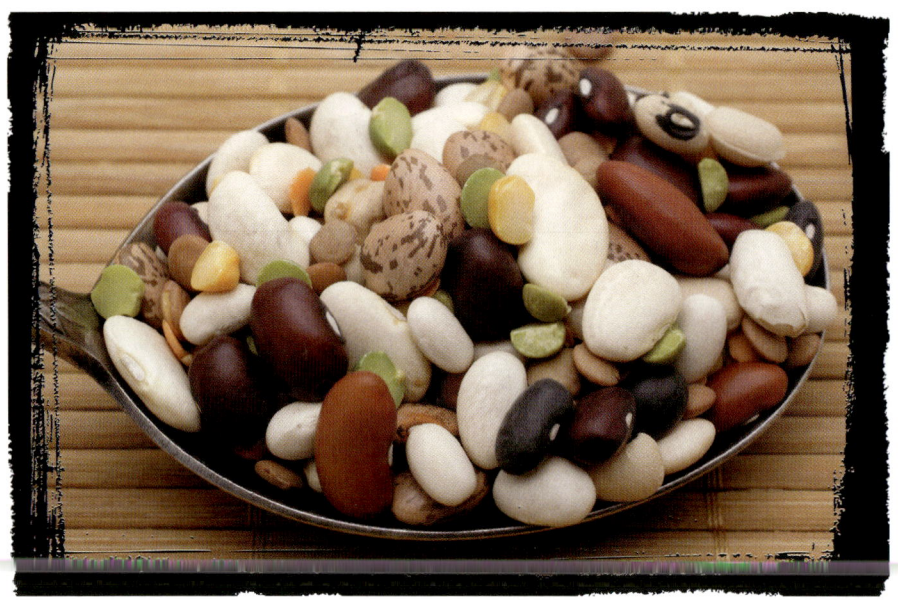

Die traditionelle Okinawa-Kost ist sehr ballaststoffreich: Süßkartoffeln, Konjak-Knollen, unpolierter Reis und natürlich jede Menge Soja …

Ballaststoffe sind faserige Pflanzenbestandteile, die von den Enzymen und Mikroorganismen im Darm kaum aufgeschlossen werden können. Gerade in ihrer weitgehenden Unverdaulichkeit aber liegt ihr Nutzen: Sie sind ein Füllstoff, der fast keine Kalorien enthält, sie sorgen für ein angenehmes, lang anhaltendes Sättigungsgefühl und bringen die Verdauung auf Trab. Ein weiteres Argument, das für den Verzehr von Vollkorngetreide, Obst, Gemüse und Hülsenfrüchten spricht. Dicke Bohnen, Sellerie, Kohl, Rettich und Fenchel haben einen besonders hohen Faseranteil. Bitte beachten Sie: Wenn Sie an eine Ernährung mit vielen einfachen Kohlenhydraten (Weißmehl und Zucker) gewöhnt sind und anfangen, ballaststoffreicher zu essen, könnte Ihr Körper mit Blähungen reagieren. Darum: Die Menge langsam und stetig steigern.

Zum Würzen von Suppen und Speisen werden auf Okinawa neben etwas Salz (ca. 7 Gramm täglich), dem allgegenwärtigen Miso und vielen Kräutern auch getrocknete Shiitakepilze und in zarte Scheibchen gehobelter getrockneter Bonito-Thunfisch verwendet. Letztere sorgen nicht nur für einen kräftigen Geschmack, sondern gleichzeitig für eine Extraportion der gesunden Omega-3-Fettsäuren. Gesunde Würze geben auch in Reisschnaps eingelegte, vitaminreiche Chilischoten (Koregusu) oder Shichimi, das sogenannte »seven spice powder«, eine Mischung aus Chilis, Hanfsamen, getrockneter Orangenschale, Nori-Flocken, weißem Sesam, Sansho-Blättern und weißen Mohnsamen: Enthält viele sekundäre Pflanzenstoffe und ist sehr zu empfehlen. Bei uns sind diese Zutaten in Asia-Märkten erhältlich.

Regel Nr. 6: Gesund würzen

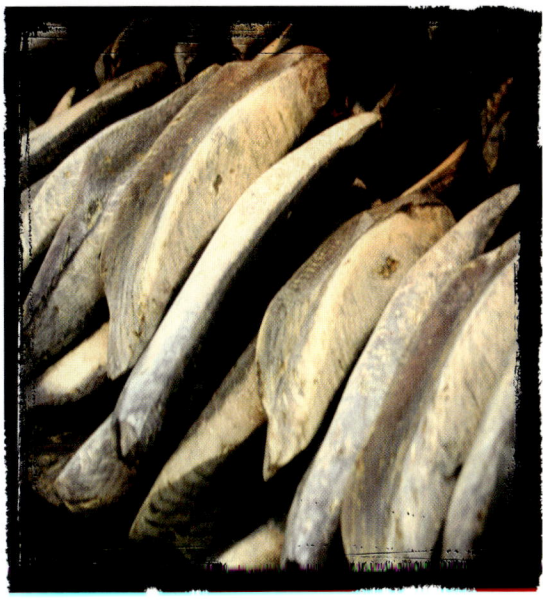

Hieraus werden Bonitoflocken gemacht.

Ob essen satt und zufrieden macht, hängt sehr von der richtigen Würze ab. Fade, langweilige Kost macht einfach nicht glücklich! Kräftiger Geschmack lässt sich unter anderem mit Salz erzielen, doch das steht in dem Ruf, Bluthochdruck zu erzeugen: Salz bindet Wasser, mehr Salz im Blut erhöht darum das Blutvolumen und das drückt stärker auf die Wände der Blutgefäße. Bei Salzverzicht nehmen die Flüssigkeitsmenge und damit der Druck in den Gefäßen ab. Die gute Nachricht: Mitte der Neunzigerjahre des 20. Jahrhunderts fanden Forscher heraus, dass dieses Phänomen nur bei salzempfindlichen Menschen zu beobachten ist, die Salz in der Niere speichern, statt es mit dem Urin auszuscheiden.

Wenn Sie hohen Blutdruck haben und ihre Salzempfindlichkeit testen möchten: Zwei Wochen salzarm essen und dann den Blutdruck kontrollieren lassen. Ist er gesunken, empfiehlt es sich, mit dem »weißen Gold« sparsam umzugehen.

Was noch mehr hilft, ist abzunehmen: Fünf Kilo weniger bringen mehr als jede Salzreduktion, sagen Fachleute heute.

Dennoch ist ein sparsamer Umgang mit Salz nie verkehrt: Bei 12 Gramm liegt der aktuelle Durchschnittsverbrauch, 6 bis 7 Gramm wie bei den Hochbetagten Okinawas würden völlig genügen. Darum ist es gut, Alternativen zu kennen. Bringen Sie mit getrockneten Pilzen, Chilis, Pfeffer und Kräutern Geschmack ans Essen.

Regel Nr. 7: Fast Food und Fertiggerichte meiden

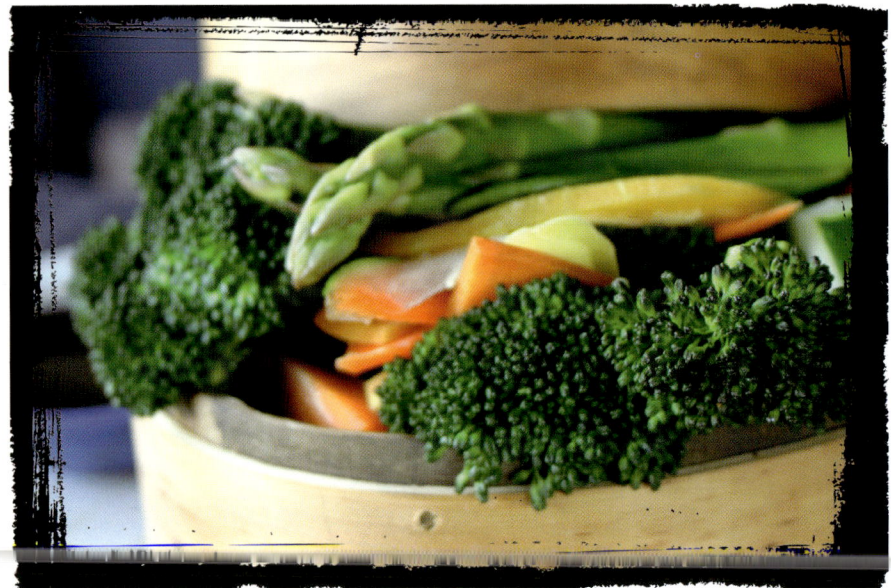

Seit dem Siegeszug des Fast Food in der jüngeren Bevölkerung sind die Wohlstandskrankheiten auch auf Okinawa auf dem Vormarsch. Halten Sie es lieber wie die Alten. Ihre Devise lautet: Je frischer, desto besser!

Fast Food und Fertiggerichte sind (selbst wenn die Zutaten auf der Packung genannt werden) in ihrer Zusammensetzung für uns kaum zu kontrollieren, sie enthalten oft versteckte Anteile von Fett, Zucker und Salz. Durch die industrielle Verarbeitung und Haltbarmachung leiden zudem die Nährstoffe. Zwar kann nicht jeder von uns wie die Alten von Okinawa sein eigenes Gemüse im Garten ziehen und selbst zum Fischfang aufs Meer hinausfahren, aber trotzdem gilt die Regel: je frischer und unverfälschter unsere Lebensmittel auf den Tisch kommen, desto gesünder sind sie!

Regel Nr. 8: Ausreichend trinken

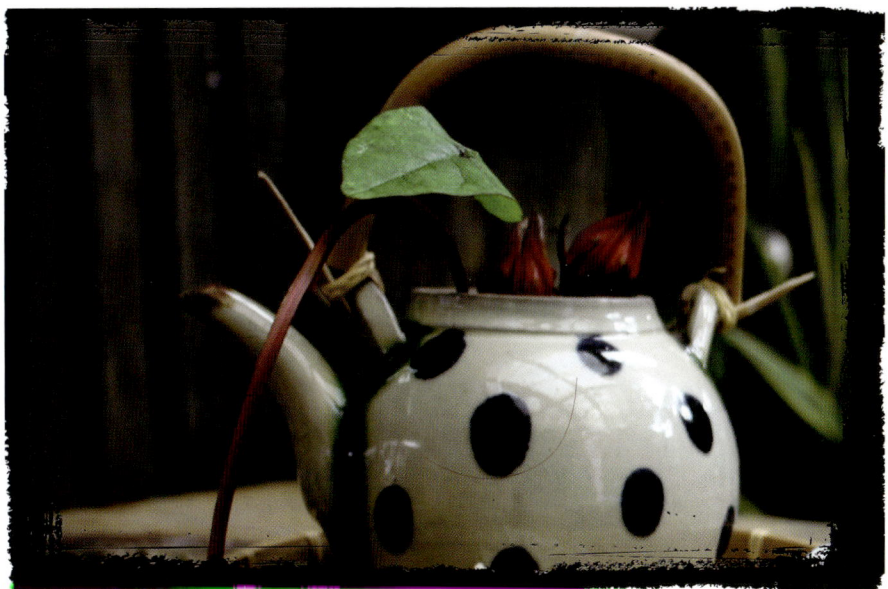

Wenn Sie Ihre Ernährung mehr und mehr nach den Prinzipien der Okinawa-Küche ausrichten, werden Sie merken, wie langsam, aber stetig die Pfunde purzeln. Ausreichend zu trinken ist immer wichtig, aber wer abnimmt, sollte noch sorgfältiger auf die zugeführte Flüssigkeitsmenge achten, weil dem Körper mit dem Dahinschmelzen der Kilos auch Flüssigkeit verloren geht. Außerdem wird Durst oft mit Hunger verwechselt: Wenn Sie viel trinken, kann Ihnen das nicht passieren. Aber trinken Sie bitte das Richtige: Wasser, ab und zu mit Wasser verdünnte Fruchtsaftschorlen, Jasmin- und Kräutertees. Keine Limonade. Und weder Bier noch Wein. Gegen einen maßvollen Konsum alkoholischer Getränke ist nichts einzuwenden – auch auf Okinawa trinkt man gern ab und zu ein Gläschen Awamori, den einheimischen Sake (Reiswein) –, aber als Durstlöscher sind sie nicht geeignet.

Regel Nr. 9: Genießen!

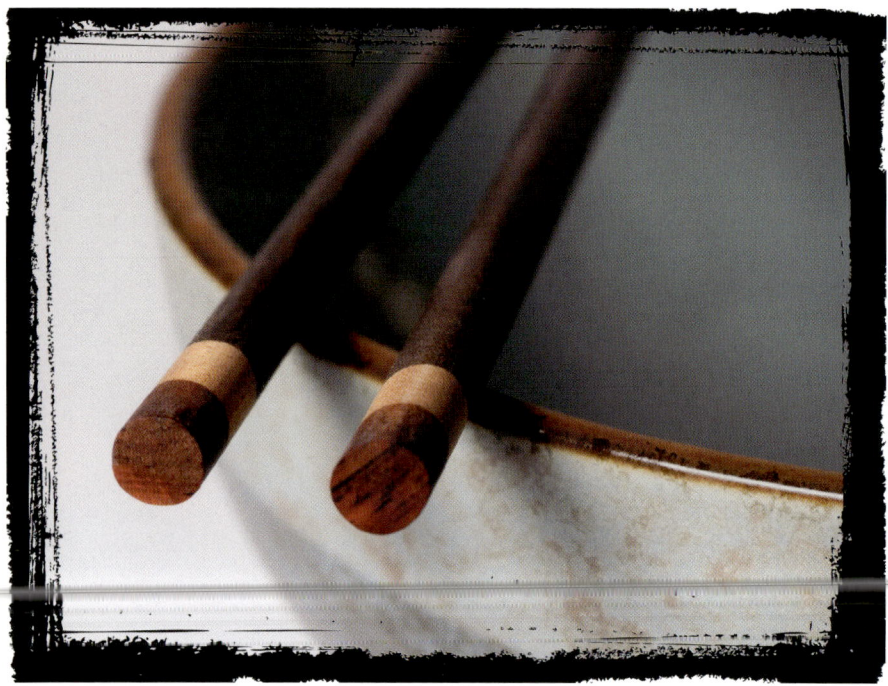

Bis in die Fünfzigerjahre des 20. Jahrhunderts war die Versorgungslage der Okinawer mehr als schlecht und Nahrung kostbar. Wie kostbar, das merkt man noch heute an der sorgfältigen und respektvollen Art, wie sie mit dem Essen umgehen.

Natürlich soll das Essen gesund sein. Aber es soll uns auch Genuss bereiten! Glücklicherweise ist die Okinawa-Küche das, was man heute als Slow Food bezeichnen würde: Man lässt sich Zeit bei der Zubereitung, richtet das Essen liebevoll in kleinen Portionsschälchen auf einem Tablett an – das Auge isst schließlich auch mit – und schenkt beim Essen ganz bewusst jedem einzelnen Bissen seine Aufmerksamkeit. Nebenbei vor dem Fernseher einen Teller mit irgendetwas Essbarem in sich hineinschlingen? Nicht bei den Alten von Okinawa. Dazu haben sie vor der Nahrung viel zu viel Respekt.

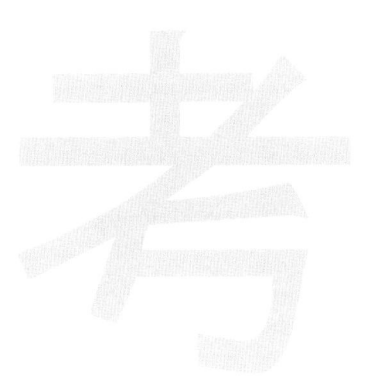

Die Stars der Okinawa-Küche

Algen und Tange

allen voran
Kombu (Saccharina japonica): Riementang
Nori (Porphyra yezoensis oder porphyra tenera): Purpurtang
Wakame (Undaria pinnatifida): Braunalge

- **Die Okinawer sind Rekordhalter in puncto Algenverzehr in ganz Japan.**

- **Algen gelten in Japan als Mittel gegen graue Haare und Haarausfall und sind dort praktisch in jedem Shampoo enthalten.**

- **Bei uns sind sie in Asia-Läden und – seit Sushi in Mode gekommen sind – auch in den Asia-Abteilungen vieler Supermärkte erhältlich.**

- **Weniger empfehlenswert: Meeresalgen-Kapseln als Nahrungsergänzung. Diese können zu einer Jod-Überdosierung führen und bei empfindlichen Menschen Hautunreinheiten verursachen.**

Heilwirkung

Als Lebensmittel verzehrt schreiben die Okinawer Kombu, Nori, Wakame & Co. eine stärkende, immunstimulierende Wirkung zu.

Erwiesen ist, dass sie viel Jod enthalten, das für die Funktion der Schilddrüse und damit den Stoffwechsel von großer Bedeutung ist. Gerade in Jodmangelgebieten, wie es sie auch hierzulande gibt, empfiehlt sich der Verzehr ganz besonders (ca. ein Fünftel aller Deutschen leidet an einer vergrößerten Schilddrüse infolge Jodmangels).

Algen und Tange sind kalorienarm, aber reich an Proteinen, Kalzium, Folsäure, Eisen, Magnesium und Zink.

Ein weiterer wichtiger Inhaltsstoff sind Phytoöstrogene, die Frauen in und nach den Wechseljahren vor Hormonmangelbeschwerden bewahren und denen generell eine krebshemmende Wirkung zugeschrieben wird.

Verwendungshinweise

Algen und Tange sind in getrockneter Form auf dem Markt. Sie werden in Kombination mit anderen Lebensmitteln zubereitet.

Kombu wird in Streifen geschnitten, etwa zehn Minuten lang in Wasser gegart und dann den Speisen zugefügt: Salate, Suppen, Eintopfgerichte, Wok-Gerichten …

Nori ist die schwarze Alge, mit denen Sushi-Röllchen eingewickelt werden. Nori kann aber auch einfach so in Stücke geschnitten und zum Reis gegessen werden.

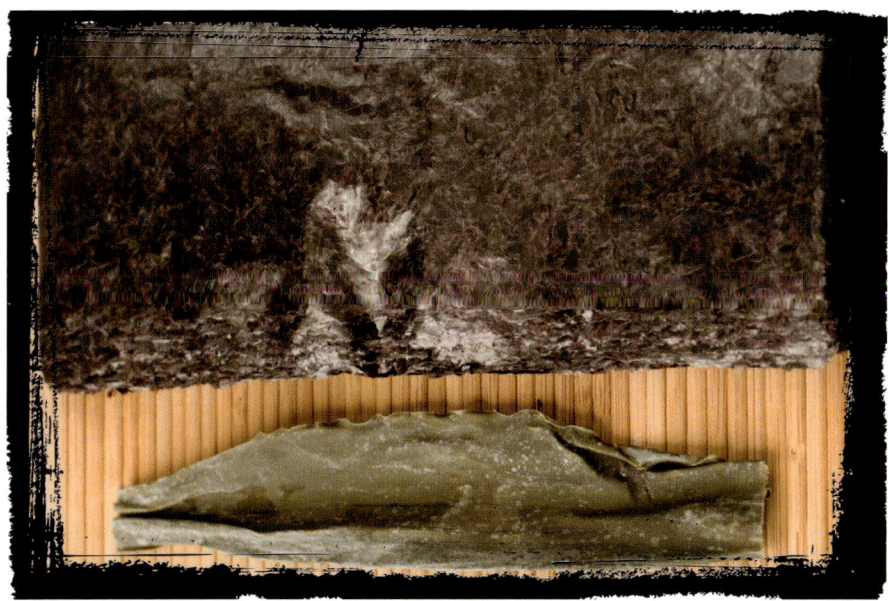

Tipp:

Nori reagiert empfindlich auf Feuchtigkeit. Angebrochene Packungen fest verschließen und im Kühlschrank aufbewahren.

Wakame am besten nicht kochen, sondern nur einweichen, abtropfen lassen und im Salat, als Nudelbeigabe oder Suppeneinlage verwenden.

Goya

(Momordica charantia)
anderer Name: Bittergurke

- **gehört zur Familie der Kürbisgewächse;**

- **gelangte aus dem alten China nach Ryūkyū;**

- **Wird in Asia-Märkten in der chinesischen Variante unter der Bezeichnung »gu-fa«, »goo-fa«, »ku gua« oder »chin-li-chih« angeboten und schmeckt dann meist nicht ganz so bitter wie die okinawische Goya.**

Heilwirkung

Hauptwirkstoff und Geschmacksgeber der Goya sind Cucurbitacine – Bitterstoffe, die vermutlich eine krebshemmende Rolle spielen. In verschiedenen klinischen Studien konnte damit zudem bei Diabetikern eine Reduktion des Blutzuckerspiegels nachgewiesen werden, sodass sie mit geringeren Mengen an künstlich zugeführtem Insulin auskamen.

Herpesviren und E. coli-Bakterien (eine der häufigsten Ursachen für Harnwegsentzündungen bei Frauen) lassen sich mit den Wirkstoffen der Goya ebenfalls zurückdrängen.

Bemerkenswert ist auch der (wie in allen dunkelgrünen Gemüsen) hohe Gehalt an Vitamin C.

Verwendungshinweise

Goya, die Bittergurke, schmeckt, wie schon der Name sagt: bitter. Aber es ist wie mit Austern oder Kaviar: Hat man sich erst einmal an den Geschmack gewöhnt, lernt man ihn zu lieben.

Goya wird zum Beispiel im Wok mit Tofu, Eiern und anderen Zutaten gebraten, was die bittere Note etwas mildert.

Wenn Sie mit dem Geschmack gar nicht zurechtkommen, können Sie auf andere Gemüse der Kürbisfamilie ausweichen: Neben Kürbissen aller Art zählen dazu auch Zucchini und Melonen.

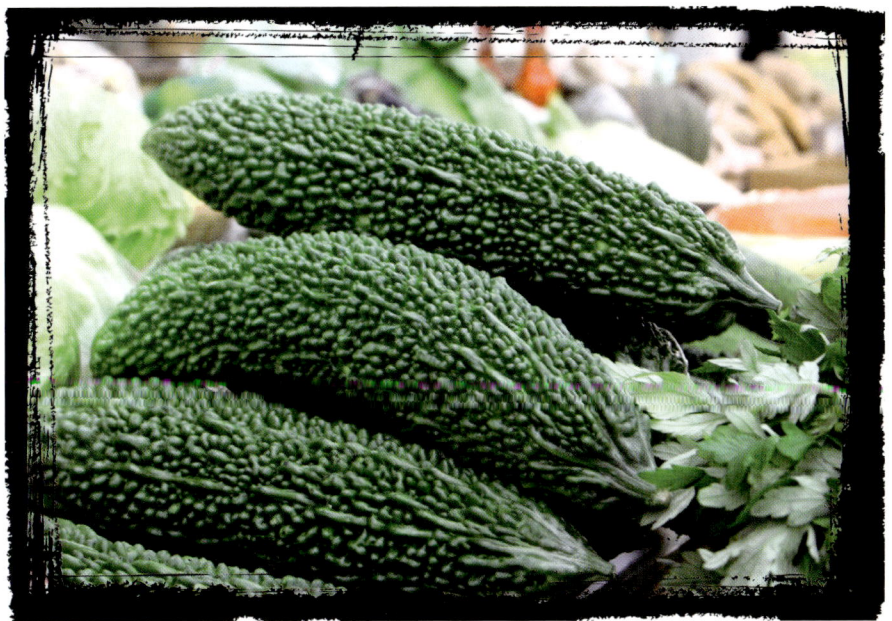

Hechima

(Luffa cylindrıca)
anderer Name: Schwammkürbis

- **gehört zur Familie der Kürbisgewächse;**
- **kam vor etwa 350 Jahren nach Okinawa aus Polynesien nach Ryūkyū;**
- **ist in Asia-Märkten erhältlich.**

Heilwirkung

Die Alten von Okinawa schätzen Hechima wegen seiner abwehrstärkenden Wirkung. Wie die bittere Verwandte Goya und generell alle Kürbisgewächse enthält dieses Gemüse pflanzliche Proteine, denen in wissenschaftlichen Untersuchungen krebshemmende, antivirale und immunstimulierende Wirkungen bescheinigt werden.

Verwendungshinweise

Hechima, der Schwammkürbis, sieht beinahe so aus wie Zucchini, schmeckt gut und ist ausgesprochen kalorienarm, weil er zu 98 % aus Wasser besteht.

Hechima kann genau wie Zucchini zubereitet werden.

Im übrigen Japan wird dieses Gemüse übrigens nicht gegessen, sondern in getrockneter Form als Küchenschwamm verwendet

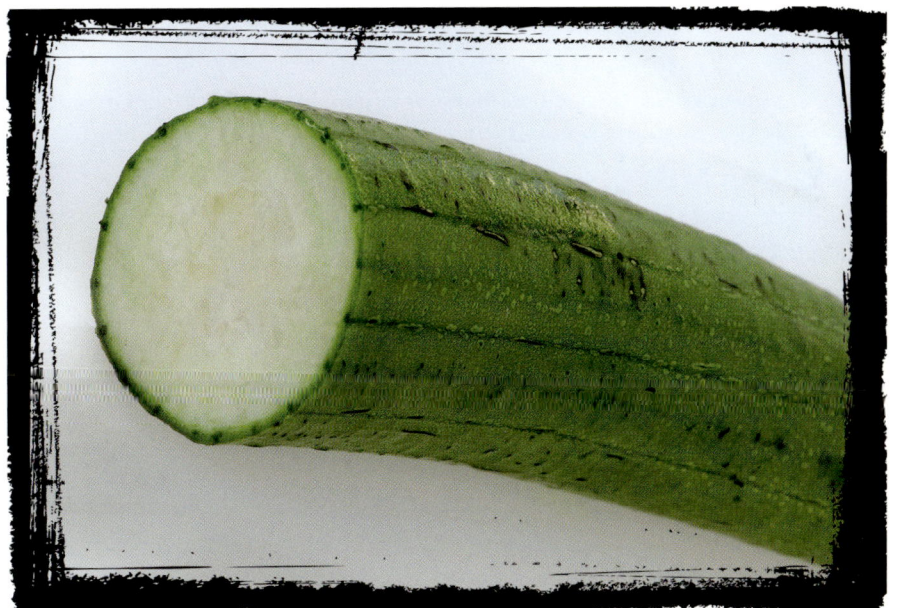

Huchiba

(Artemisia vulgaris)
anderer Name: Beifuß

- **wächst in Okinawa in jedem Garten;**

- **sollte von Schwangeren gemieden werden, da es die Kontraktionsneigung erhöhen könnte;**

- **bei uns getrocknet (meist gerebelt oder gemahlen), auf Wochen- oder in Asia-Märkten auch frisch erhältlich.**

Heilwirkung

Die im Huchiba enthaltenen Bitterstoffe regen die Bildung von Magensaft und Gallenflüssigkeit an und unterstützen so die Verdauung. Den Aussagen der alten Leute zufolge war das Kraut früher die einzige Möglichkeit, um Magenverstimmungen zu kurieren. Auch zur Behandlung von asthmatischen Beschwerden, Bronchitis und fiebrigen Erkältungskrankheiten wird die Pflanze traditionell verwendet. In der Pflanze sind ähnliche biowirksame Substanzen – sogenannte Terpene und Flavonide – enthalten wie in grünem Tee, Soja und den Blättern des Ginkgo-Baums.

Verwendungshinweise

Beifuß riecht angenehm würzig nach einer Mischung aus Minze und Wacholderbeeren. Wegen der leicht bitteren Note reicht etwa ein Teelöffel aus. In der Küche werden hauptsächlich die frischen Blüten verwendet, aber auch die jungen Blätter sind zum Würzen geeignet. Das Aroma entfaltet sich erst durch Hitze, deshalb das Kraut gleich zu Beginn der Garzeit beigeben.

Kräftige Suppen, Brühen sowie Salate und Gemüse können aber auch mit den frischen Blüten verfeinert werden. Aus Beifußblättern kann auch ein Kräutertee gebraut werden.

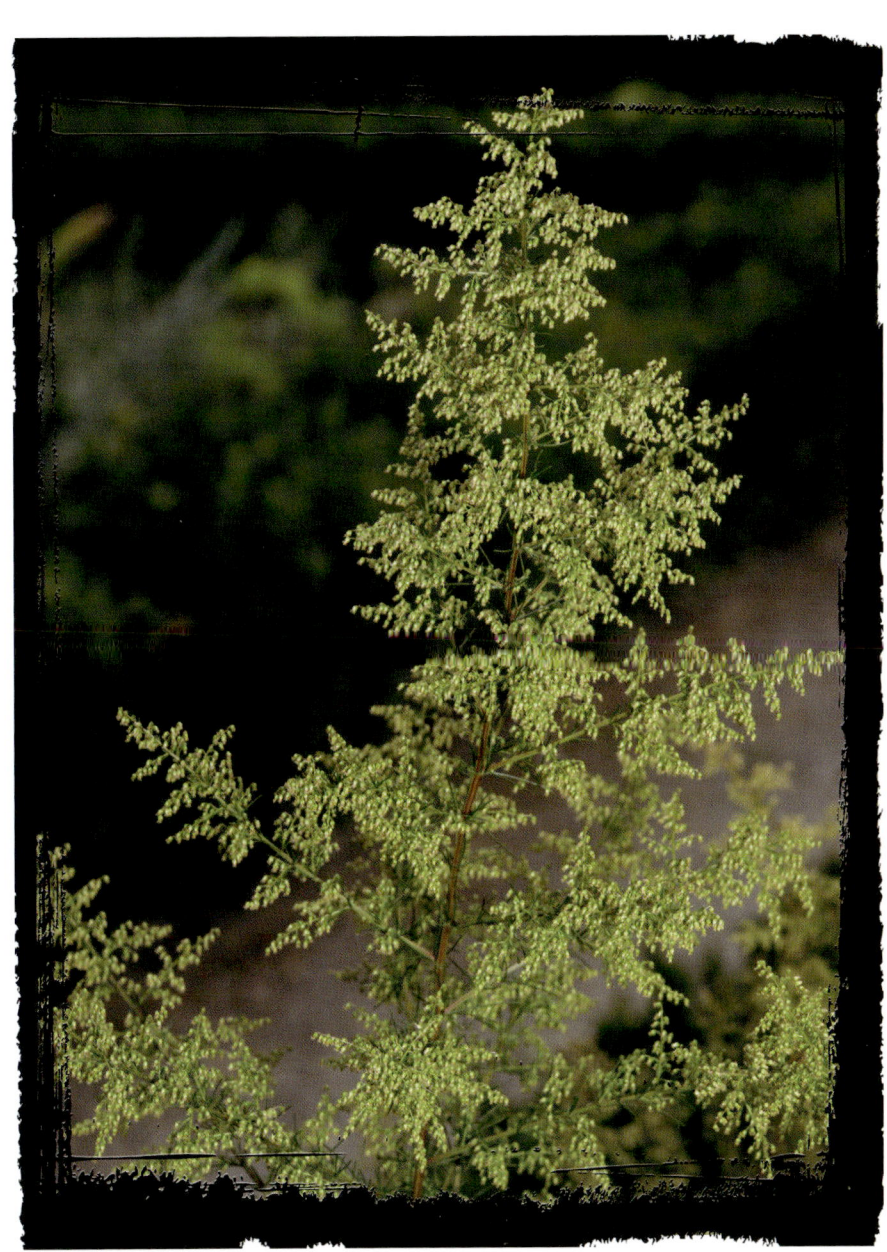

Imo

(Ipomoea batatas)
andere Namen: Süßkartoffel, Batata

- **wurde 1605 von einem Beamten namens Soukan Noguni aus China nach Ryūkyū und somit nach Okinawa gebracht;**
- **wird wegen der natürlichen Süße in Okinawa auch zu Süßspeisen verarbeitet;**
- **in gut sortierten Gemüseläden, auf Wochenmärkten und im Bioladen erhältlich (manchmal auch im Supermarkt).**

Heilwirkung

Der hohe Gehalt an Karotinoiden, Flavoniden, Tanninen (Gerbstoffen, wie sie im Tee und Rotwein enthalten sind), Saponinen, Vitamin E und C sowie Ballaststoffen verleiht der Knolle ihre gesundheitsfördernde Wirkung. Die Forscher der Okinawa Centenarian Study vermuten, dass der Mehrverzehr von Süßkartoffeln für den hohen Lycopen-Wert verantwortlich ist, der im Blut der Okinawer nachgewiesen wurde – einem Karotinoid, das beispielsweise in Tomaten enthalten ist und eine vorbeugende Wirkung gegen Prostatakrebs haben soll.

Verwendungshinweise

Die Knollen enthalten mehr Zucker und schmecken süßer als unsere normalen Kartoffeln, können aber im Prinzip genauso verarbeitet werden:

- als Pellkartoffeln
- als Bratkartoffeln (in einer mit einem Hauch Öl besprühten, beschichteten Pfanne)
- in Aufläufen
- in Wok-Gerichten
- in Suppen
- als Ofenkartoffeln

Auch das Kartoffelkraut ist essbar: Es wird wie Spinat zubereitet und ist ein hervorragender Vitamin-A- und C-Lieferant.

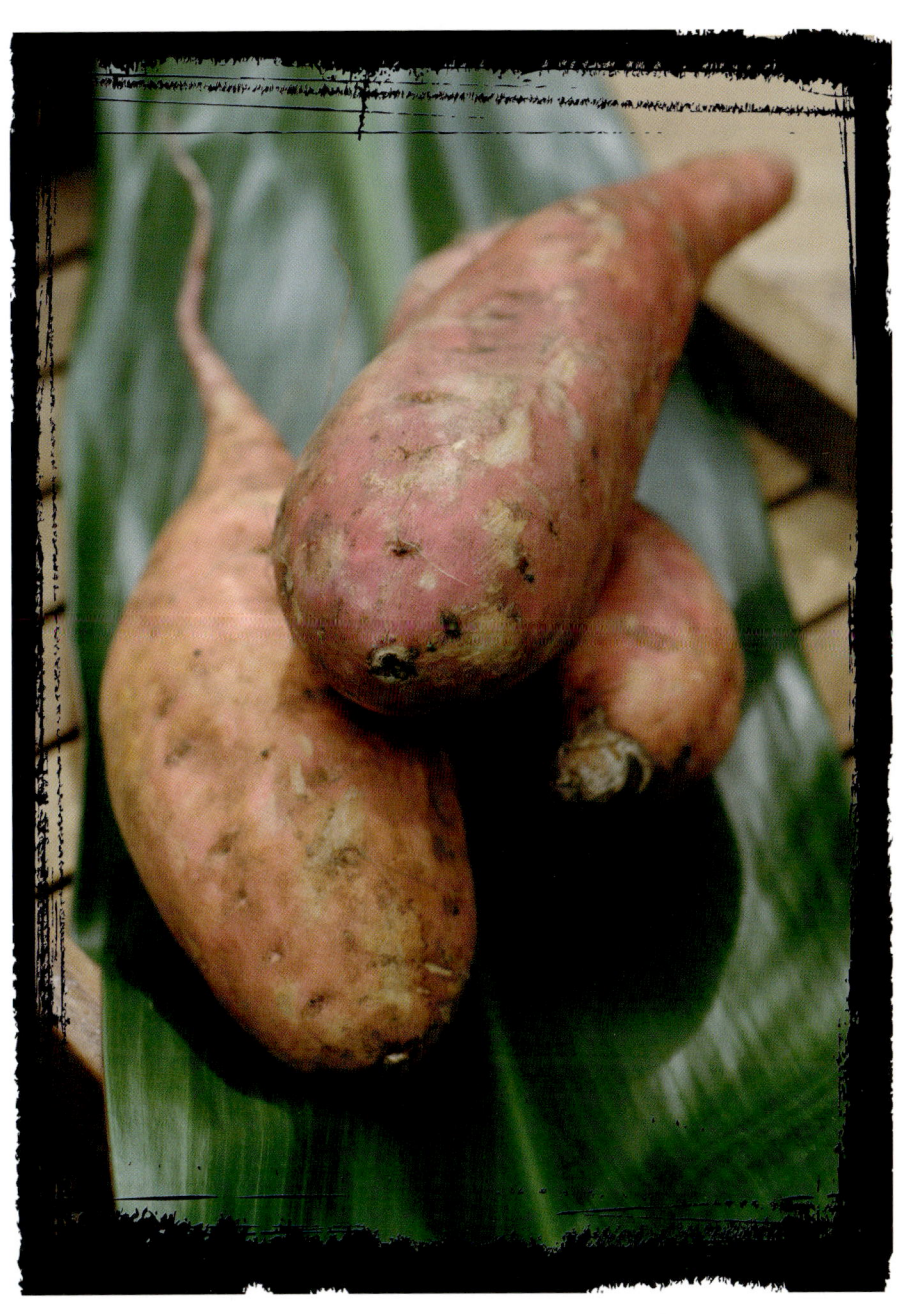

Konyaku

(Amorphophallus konjac)
anderer Name: Konjakwurzel

- **Wurzelknolle eines Aaronstabgewächses namens Teufelszunge;**

- **wird seit Jahrhunderten nicht nur in der okinawischen, sondern generell in der ostasiatischen Küche verwendet;**

- **bei uns in Asia-Läden als Pulver erhältlich (manche Apotheken führen es auch als Sattmacher gegen Übergewicht).**

Heilwirkung

Konyaku reinigt den Magen, heißt es. Dass dies so ist, liegt an der besonderen Konsistenz der Wurzel: Sie besteht zum Großteil aus einem natürlichen Ballaststoff, der das Sechzigfache seines Volumens an Wasser aufnehmen kann. Wie ein Schwamm saugt er im Magen überschüssige Säure und im Darm Bakterien auf; gleichzeitig regt er die Darmtätigkeit an und wirkt so der Verstopfung entgegen.

Die Quellwirkung erklärt auch, warum Konjak beim Abnehmen hilft: Sie sorgt für ein angenehmes Gefühl der Magenfüllung und Sättigung.

Der in der Konjakwurzel ebenfalls enthaltene Mehrfachzucker Glucomannan wirkt ebenfalls der Ausbreitung schädlicher Darmbakterien entgegen. Vermutet wird eine cholesterinsenkende und blutzuckerstabilisierende Wirkung, was aber wissenschaftlich noch zu beweisen wäre.

Verwendungshinweise

Das aus der Konjakwurzel gewonnene Mehl ist beinahe geschmacksneutral und wird in der Küche vor allem wegen seiner andickenden Eigenschaften geschätzt: für die Okinawer ist Konjak das, was für uns die Gelatine ist.

Fertig zubereitet ist es auf den Inseln in einer würzigen Form als bräunliche »Geleeplatte« oder süß als Fruchtgelee erhältlich.

Als Ballaststoff-Beigabe einen Teelöffel Konjakmehl über das Essen streuen.

Wenn Sie abnehmen möchten, dreimal täglich vor den Mahlzeiten je ca. 500 Milligramm Pulver in etwas Wasser oder Saft aufgelöst trinken.

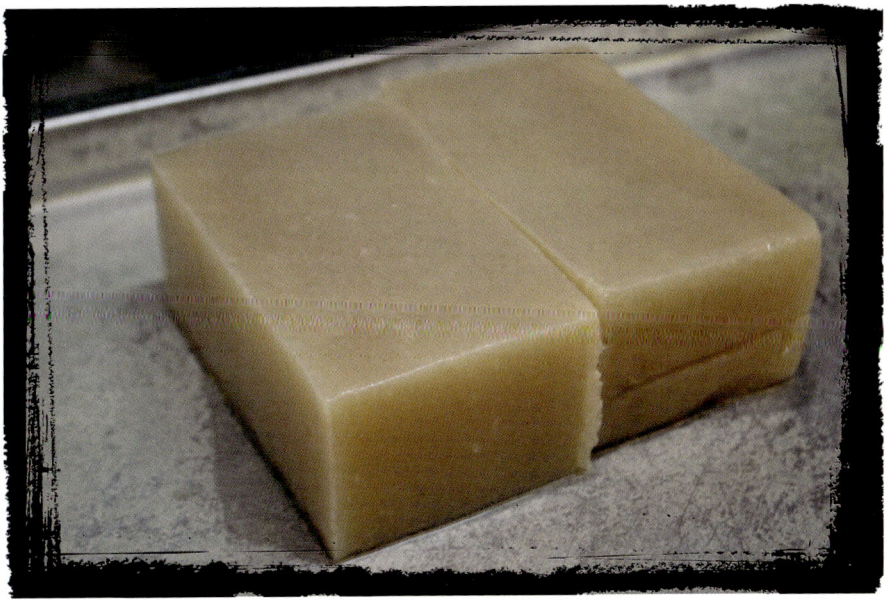

Typisch für Okinawa: Zu Gelee verarbeitete Konjakwurzel

Wichtig:

Ausreichend trinken, da die Ballaststoffe sonst im Darm verkleben und die verdauungsfördernde Wirkung sich ins Gegenteil verkehren könnte. Verstopfung und Blähungen können dann die Folge sein.

Kudzu

(Pueraria lobata)
anderer Name: Ge-gen (chinesische Bezeichnung)

- **in China, Japan und auf Okinawa schnell wachsendes Kraut (überwuchert in kurzer Zeit alles, wenn man es lässt);**

- **aus der Wurzel wird ein Kräutertee gekocht;**

- **bei uns in Asia-Läden als Pulver und in Kapselform erhältlich.**

Heilwirkung

Kudzu ist ein okinawisches Hausmittel bei Entzündungen und fieberhaften Infekten, Verbrennungen, Schnittverletzungen und Hautinfektionen. Auch bei Angina pectoris und hohem Blutdruck setzen es die Einheimischen ein. Außerdem ist es das Kraut der Wahl gegen Kopfschmerzen und auch gegen Katerbeschwerden, Alkohol- und Nikotinsucht. Man vermutet, dass diese Wirkung mit den in den Blättern, Samen (Bohnen) und Wurzeln enthaltenen Substanzen Daidzin und Daidzein zu tun haben könnte, doch hier steht der wissenschaftliche Beweis noch aus. Fest steht, dass die reichlich in der Pflanze vorkommenden Flavonide einen gefäßschützenden und -reinigenden Effekt haben.

Verwendungshinweise

In traditionellen Kräuterteerezepten wird die tägliche Dosierung mit 9 bis 15 Gramm der Wurzel angegeben, die 45 bis 60 Minuten gekocht werden.

Die Pulverisierung der Wurzel dürfte die Verfügbarkeit der aktiven Inhaltsstoffe erhöhen und damit die benötigte Menge verringern. Etwa 1 Teelöffel am Tag dürfte genügen.

Bei den Kapseln können Sie sich an den Dosierempfehlungen der Hersteller orientieren.

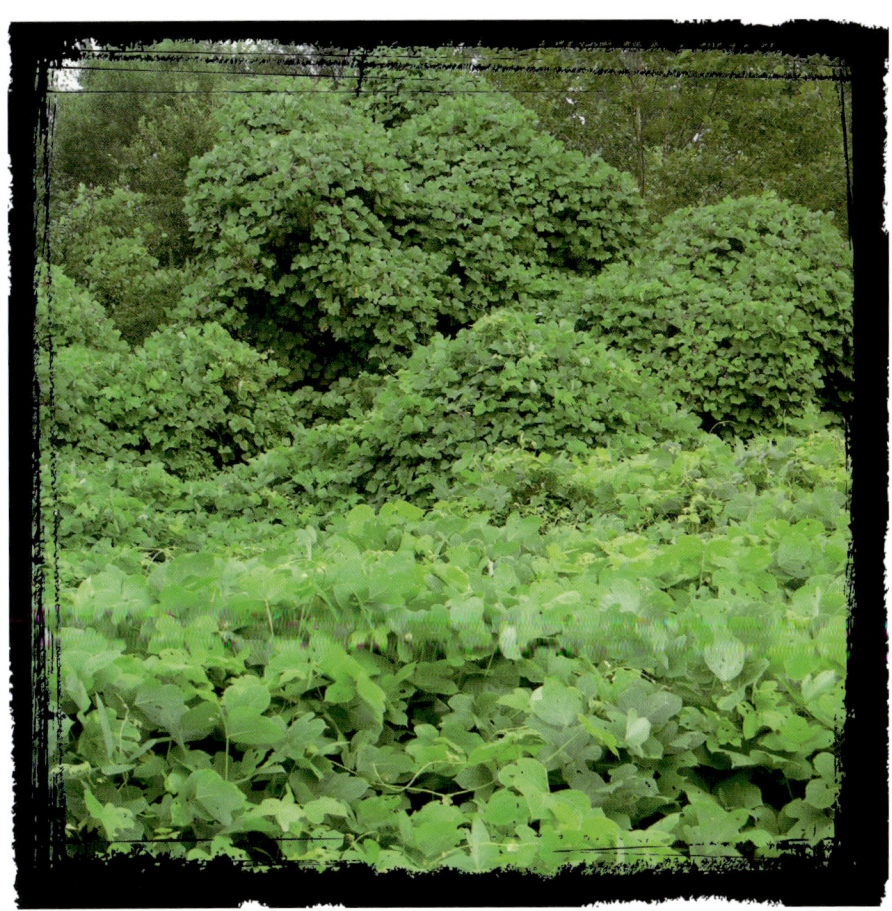

Tipp:

Das Pulver kann statt Mehl oder Speisestärke zum Andicken von Speisen verwendet werden

Sanpin cha

(Jasminum officinale & Camelia sinensis)
anderer Name: Jasmintee

- **Jasmintee ist eine Mischung aus (frischen) Jasminblüten und grünem Tee;**

- **die Okinawer trinken etwa drei Tassen pro Tag;**

- **Fruchtfliegen, denen Jasmintee ins Wasser gemischt wurde, haben eine längere Lebenszeit von etwa 20 %;**

- **Jasmintee ist in Teehandlungen erhältlich.**

Heilwirkung

Die entspannende und verjüngende Wirkung des in Okinawa ständig und zu allen Gelegenheiten gereichten Tees ist auf Okinawa unumstritten. Viele Einheimische schreiben ihm außerdem einen vorbeugenden Effekt gegen Krebs und Herz-Kreislauf-Erkrankungen zu, was in wissenschaftlichen Studien bestätigt wird.

Die im Tee enthaltenen Flavonide gelten als Freie-Radikale-Fänger, das heißt, sie reduzieren die Zellschädigung durch freie Sauerstoffteilchen, die beispielsweise beim Aufschließen der Nahrung im Körper freigesetzt werden. Außerdem halten sie offenbar den Cholesterinspiegel niedrig.

Die Polyphenole und Fluoride im Tee bewirken außerdem einen Schutz vor Zahnkaries.

Noch ein interessantes Phänomen: Grüntee unterstützt die Wirkung von Antibiotika bei Infektionskrankheiten, sodass die Medikamente niedriger dosiert werden können.

Verwendungshinweise

Grüner Tee und schwarzer Tee stammen von ein und demselben Strauch, bloß werden die Blätter bei der grünen Variante nach dem Pflücken kurz erhitzt, um die Fermentation zu verhindern, die sie zum schwarzen Tee machen würde. Meiden Sie billige Tees – sie enthalten meist künstliches Jasmin-Aroma. Teewasser sprudelnd heiß aufkochen und dann auf etwa 70° C abkühlen lassen. Wird der Tee zu heiß aufgegossen, wird er bitter, und die wertvollen Inhaltsstoffe leiden.

Aufmunternder Tee: 2 bis 3 Minuten ziehen lassen, um das Koffein zu lösen.
Beruhigender Tee: 5 Minuten ziehen lassen, um die Gerbstoffe zu lösen.

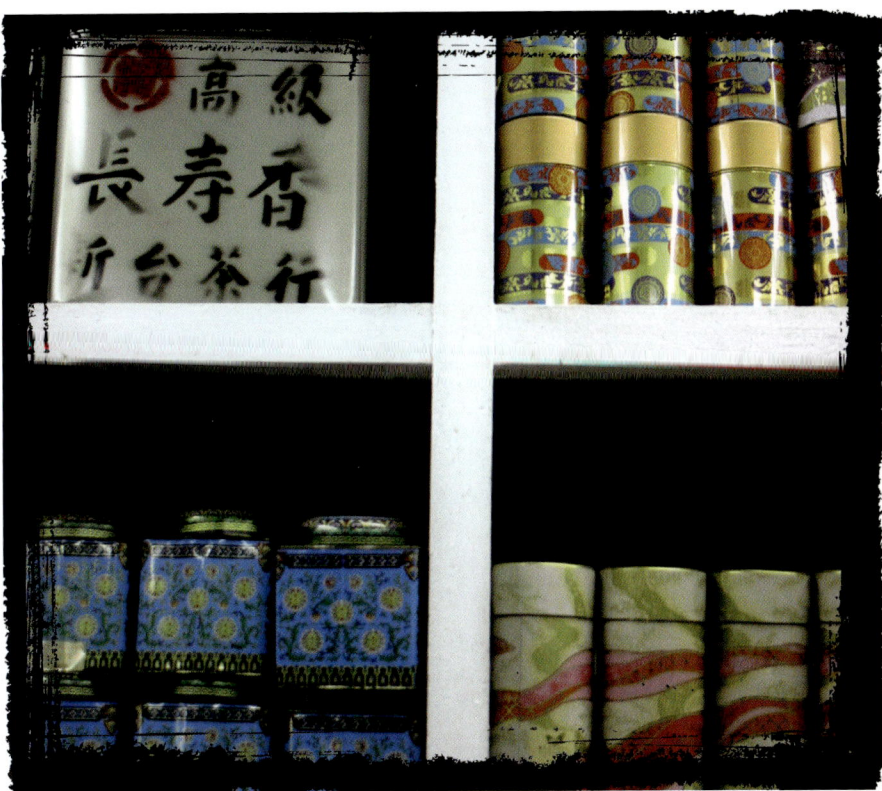

Tipp:

Wer empfindlich auf Koffein reagiert, kann auf Rooibostee ausweichen – der wird zwar auf Okinawa nicht getrunken, bietet aber ähnliche Vorzüge.

Tofu

(Soya, Glycine max)
anderer Name: Sojaquark

- **Okinawa-Tofu ist fester und schmeckt intensiver als normaler Tofu;**
- **der Verzehr einer süßen Tofu-Spezialität (ein bisschen wie Käsekuchen) war im alten Ryūkyū ausschließlich den Königen vorbehalten;**
- **die Varianten »fest« oder »extrafest« kommen dem Okinawa-Tofu am nächsten;**
- **in Bioläden, Reformhäusern und Asia-Märkten erhältlich (manchmal auch im Supermarkt).**

Heilwirkung

Auf Okinawa wird Tofu generell als verdauungs- und gesundheitsfördernd gepriesen. Die Wissenschaft schreibt den im Soju enthaltenen Proteinen, Flavoniden und pflanzlichen Hormonvorstufen außerdem eine hemmende Wirkung auf hormonabhängige Tumoren (wie Brust- und Prostatakrebs) zu, ebenso wie auf Osteoporose.

Dass Wechseljahrbeschwerden bei den Frauen Okinawas so gut wie unbekant sind, wird unter anderem auf den hohen Konsum von Soja zurückgeführt: Tofu ist eine Art natürliche Hormonersatztherapie – ohne die gefürchteten Nebenwirkungen.

In der traditionellen Küche des Archipels spielt der Sojaquark eine absolute Hauptrolle. Bis zu 100 Gramm täglich werden verzehrt.

Verwendungshinweise

Tofu eignet sich hervorragend als Ersatz für Fleisch, Hühnchen und Käse und sollte im Optimalfall täglich auf dem Speiseplan stehen. Wer nicht an Soja gewöhnt ist, könnte jedoch mit Blähungen reagieren. Darum empfiehlt es sich, mit kleinen Portionen anzufangen und die Menge nach und nach zu steigern.

Klein geschnitten passt Tofu gut in Wok-Gerichte und Salate. Auch als Suppeneinlage ist er gut geeignet.

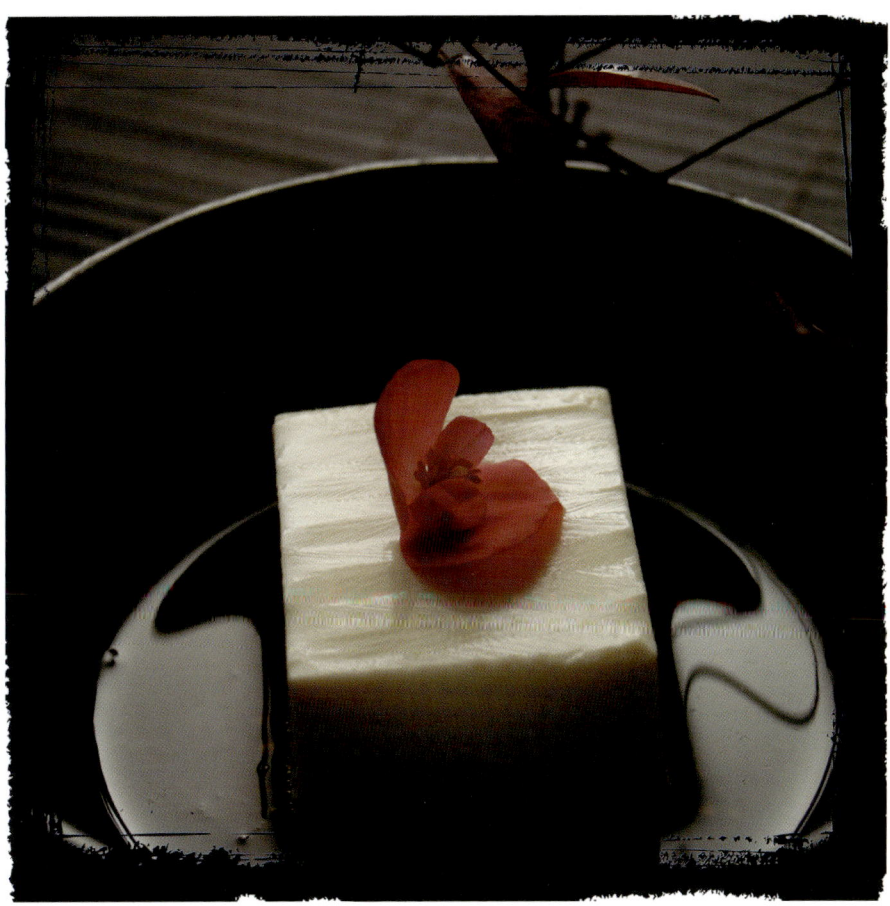

Tipp:

Wenn Sie Tofu über Nacht in Sojasoße einlegen, wird er würziger im Geschmack.

Ukon

(Curcuma longa)
andere Namen: Kurkuma, Gelbwurz, indischer Safran

- **gehört zur Familie der Ingwer-Gewächse;**

- **gelangte vor Jahrhunderten wahrscheinlich über Indien ins Königreich Ryūkyū;**

- **bei uns als Gewürzpulver erhältlich.**

Heilwirkung

Die entzündungshemmenden und antibakteriellen Eigenschaften des wichtigsten aktiven Bestandteils – des sogenannten Curcumins – sind seit Langem nachgewiesen. Sie erklären die beruhigende und lindernde Wirkung des Gewürzes auf die Magenschleimhäute und arthritischen Gelenkbeschwerden, die auf entzündliche Prozesse zurückzuführen sind. Neuere Forschungen bescheinigen dem Curcumin darüber hinaus sogar gewisse krebshemmende und immunstimulierende Wirkungen.

Verwendungshinweise

Der im Gelbwurz enthaltene Farbstoff gibt dem Curry seine leuchtend gelb-orange Farbe. Sparen Sie beim Würzen nicht mit dem Pulver. Es gibt dem Essen nicht nur eine angenehme Würze, sondern regt auch den Appetit an, unterstützt die Verdauung und beugt Blähungen vor.

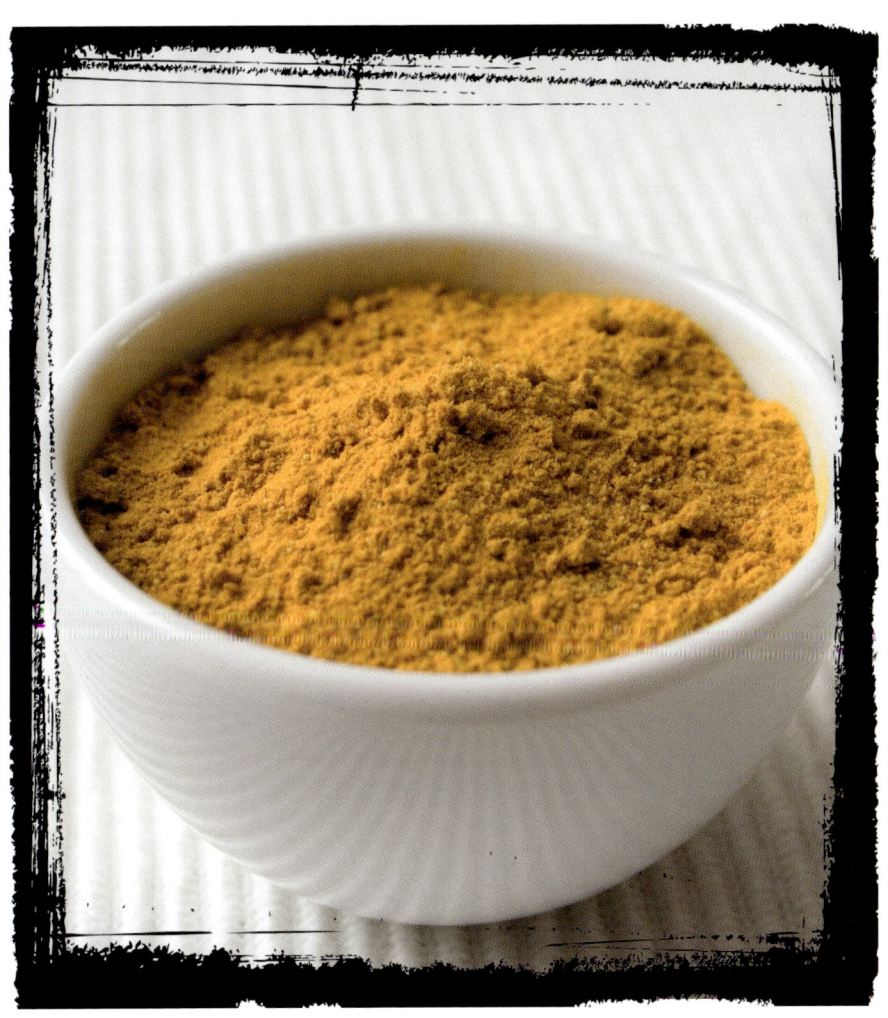

南 Und unsere Stars?

Sie brauchen nicht nach Okinawa zu reisen, um sich auf den dortigen Märkten mit Lebensmitteln einzudecken. Unser einheimisches Angebot an Obst, Gemüse, Hülsenfrüchten und Getreideprodukten kann sich in Bezug auf seine gesundheitlichen Vorzüge durchaus mit den Genüssen aus dem ehemaligen Königreich Ryūkyū messen. Wir müssen nur (wieder) lernen, es auch in seiner ganzen Vielfalt zu nutzen!

Greifen wir aus dem Füllhorn der Natur beispielsweise nur eine kleine Auswahl der Küchenkräuter heraus, die in unseren Breiten wachsen. Ein Blick auf ihre Wirkungen zeigt: Auch wir haben unsere Kusuimun – unsere Nahrungsmittel, die zugleich Medizin sind.

- **Basilikum** regt den Appetit an und wirkt verdauungsfördernd, krampflösend und stoffwechselaktivierend. Es hilft bei Blähungen, Magenverstimmungen, Schlafstörungen und Nervosität. Die im Kraut enthaltenen sekundären Pflanzenstoffe Eugenol und Estragol stärken und beruhigen gleichzeitig das Nervensystem.

- **Bohnenkraut** fördert die Verdauung und lindert Blähungen. Sein ätherisches Öl wirkt sich günstig auf gärungsbedingte Durchfälle aus und hilft dadurch auch bei Darminfektionen. Es beugt Husten und grippalen Infekten vor und regt darüber hinaus auch den Appetit an.

- **Borretsch** wirkt fiebersenkend und schweißtreibend. Er ist ein gutes Mittel gegen Husten und entzündliche Beschwerden.

- **Brunnenkresse** aktiviert den Stoffwechsel und die Ausscheidung von Schlacken und Giftstoffen über die Nieren. Sie hat einen milden blutreinigenden Effekt. Aufgrund ihrer desinfizierenden Eigenschaften wirkt sie im Darmbereich wie eine Art natürliches Antibiotikum.

- **Dill** regt die Nierentätigkeit an und fördert die Harnausscheidung. Dadurch werden der Abtransport von Giftstoffen und Stoffwechselschlacken unterstützt. Generell wirkt Dill beruhigend auf Nerven, Magen und Atmungsorgane.

- **Estragon** ist ein ausgezeichneter Salzersatz und deshalb für salzempfindliche Bluthochdruckpatienten besonders empfehlenswert (siehe hierzu »Goldene Regel Nr. 6«).

- **Koriander** lindert Blähungen und hat eine krampflösende Wirkung. Er hilft deshalb hervorragend bei Darmkrämpfen und Regelschmerzen. Weiterhin wirkt er allgemein beruhigend und stärkend auf den Magen.

- **Löwenzahn** stimuliert den Zellstoffwechsel und fördert die Tätigkeit der Verdauungsdrüsen und regt gleichzeitig Leber und Nieren an. Dadurch wirkt er harntreibend und gallensaftanregend. Er hilft bei chronischer Müdigkeit und Erschöpfungszuständen und steigert insgesamt das körperliche Wohlbefinden.

- **Oregano** wirkt hustenlösend und erleichtert das Atmen bei Asthma bronchiale. Als Badezusatz verwendet, beruhigt er die Nerven.

- **Petersilie** fördert die Verdauung, stärkt Galle, Nieren und Blase und hilft bei Menstruationsbeschwerden. Äußerlich verwendet hat sie zudem eine wundheilende Wirkung.

- **Pfefferminze** lindert Blähungen und wirkt krampflösend und generell beruhigend. Sie ist gut gegen Durchfall, Übelkeit und kolikartige Beschwerden. Weiterhin fördert sie den Gallenfluss und regt die Leber an.

- **Rosmarin** fördert die Durchblutung, regt den Kreislauf an und kräftigt die Nerven. Gleichzeitig wirkt er allgemein beruhigend und wird auch bei allgemeiner Schwäche eingesetzt. Rosmarin ist ein gutes Mittel gegen Erkältungen. Äußerlich angewendet hilft er gegen rheumatische Beschwerden.

- **Salbei** stärkt Lunge, Bronchien sowie Magen und Darm. Er wirkt krampflösend und schmerzlindernd und hilft als Gurgelmittel bei Entzündungen im Mund- und Rachenraum.

- **Schnittlauch** wirkt appetitanregend und regt die Sekretion der Verdauungsdrüsen an. Wie alle Lauchgemüse hat er – gut gekaut – auch eine leicht desinfizierende Wirkung im Darmbereich.

- **Thymian** bzw. sein ätherisches Öl Thymol wirkt in erster Linie krampflösend und desinfizierend. Er wird vor allem zur Behandlung von Husten und Bronchitis eingesetzt. Wegen seiner kräftigenden, verdauungsfördernden und krampflösenden Eigenschaften wird er aber auch bei Beschwerden im Magen- und Darmbereich genutzt.

- **Ysop** hat eine schleimlösende, blutreinigende, anregende, entkrampfende und stärkende Wirkung. Besonders bewährt haben sich Anwendungen mit Ysop bei Erkrankungen der Verdauungsorgane und im Bereich der Atemwege.

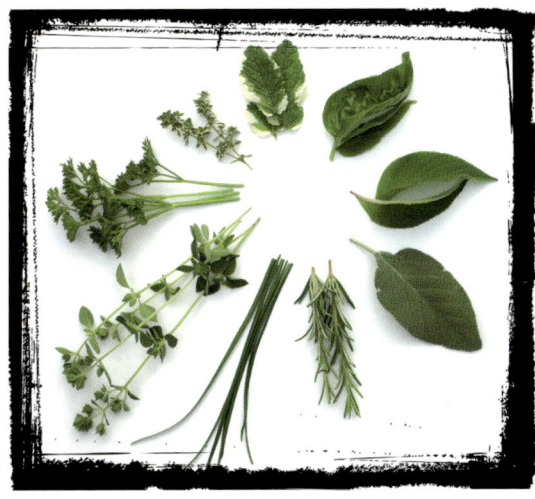

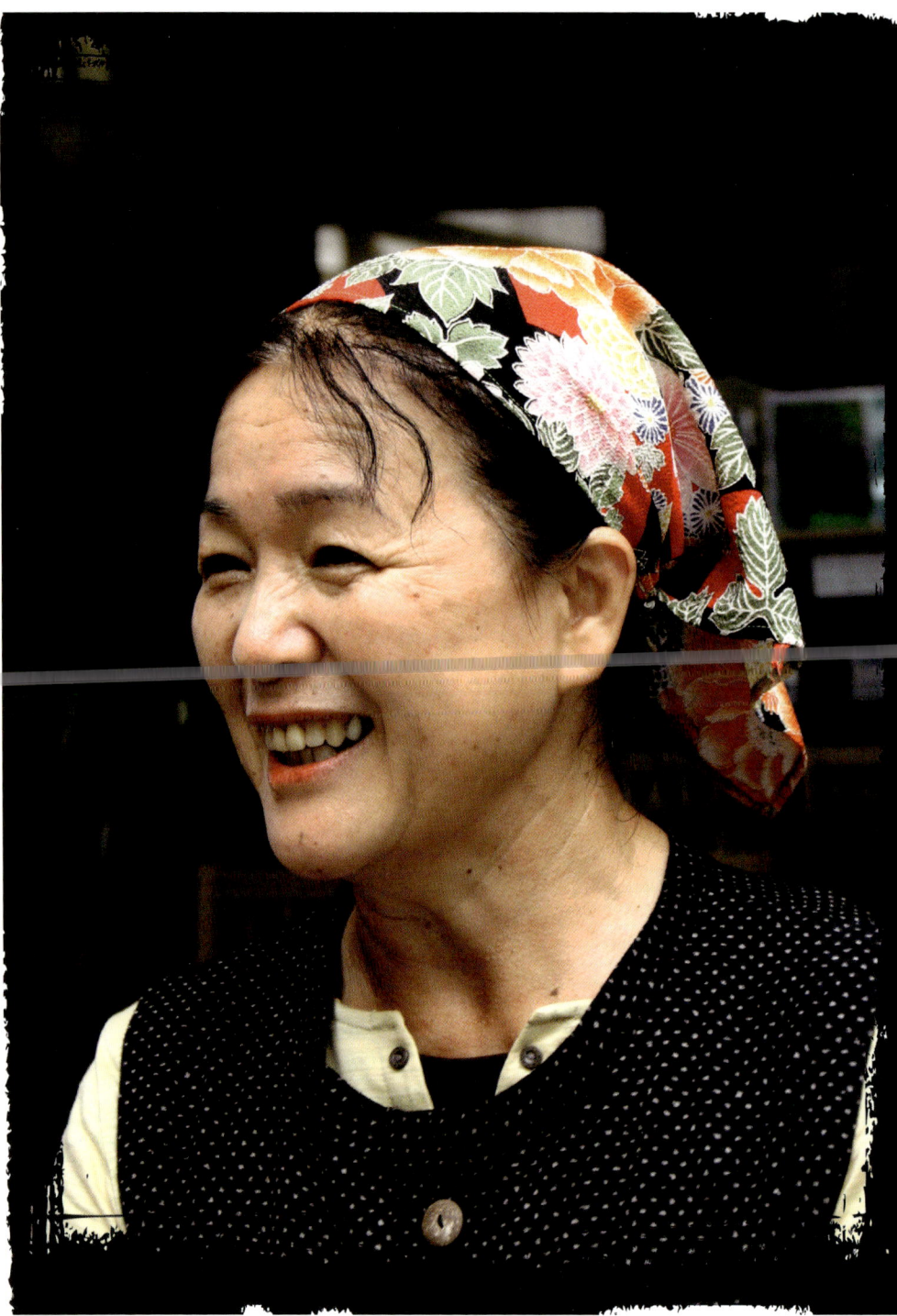

Lebensaufgabe:
Leben aus Leidenschaft

2. Säule

Yasuko Taira ist Marktfrau auf dem Makishi-Markt im geschäftigen Zentrum von Okinawas Inselhauptstadt Naha. Emsig wuselt sie von halb neun Uhr morgens bis gegen fünf an ihrem Stand herum und wiegt und verpackt mit geübten Händen mal eine Handvoll Limetten oder grüne Mandarinen, mal eine Drachen- oder Sternenfrucht, ein paar Kakis, eine Ananas oder was die üppige Auslage sonst an Früchten aus lokalem Anbau zu bieten hat. Sie rennt und schwatzt und lacht – was eine Marktfrau eben so macht. Nur manchmal setzt sie sich für ein Viertelstündchen auf den Stuhl hinter der Kasse und ruht für ein Weilchen die Füße aus.

Eigentlich wäre das alles nichts Besonderes, wäre Yasuko-san, diese fröhliche, wieselflinke Okinawerin mit dem blitzenden Goldzahn nicht 93 Jahre alt. Als sie uns ihr Alter verrät, ist sie sichtlich stolz und strahlt übers ganze Gesicht. »Unsere Familie gehört mit zu den ersten, die hier einen Stand aufgemacht haben«, erzählt sie uns. Dort, wo heute Obst, Gemüse, Fisch und Schwein verkauft werden, war in der Zeit nach dem Krieg ein kleiner Schwarzmarkt für amerikanische Waren entstanden. Dann wurde das Blechdach mal hier und mal dort ein Stückchen erweitert, mal kam dieses, mal jenes Büdchen dazu, bis die Inselregierung sich dazu entschloss, das wild wuchernde Provisorium zu beseitigen und an seiner Stelle einen zentralen Warenumschlagplatz für die Stadt zu schaffen.

Auf unsere Frage, was sie am Leben hält, konnte uns jeder der Alten von Okinawa einen Grund nennen – etwas, das seinem Dasein einen Sinn gibt, für den es sich zu leben lohnt. Sie nennen es ihr Ikigai, was übersetzt ungefähr so viel bedeutet wie »was das Leben lebenswert macht«. Für die eine Greisin sind es die Kinder, Enkel und Urenkel, deren Namen und Geburtstage sie alle auswendig weiß, für eine andere ist es das Zusammensein mit den Freundinnen. Ein alter Mann will die Ernte in seinem Garten heranreifen sehen. Und eine uralte Frau will noch viele weitere Jahre länger leben, um ihrer Heimat noch mehr Ehre zu machen. Schließlich sind es Leute wie sie, denen Okinawa seinen Ruf als Archipel des langen Lebens verdankt.

Alte Frauen wie Yasuko Taira prägen das Bild des Marktes. Die einen kommen, um zu verkaufen, die anderen, um einzukaufen. Frisches Gemüse zu besorgen ist nur ein Grund, warum es viele Seniorinnen täglich hierher zieht. Viel wichtiger ist, dass sich hier immer jemand zum Reden, Tratschen und Lachen findet. Jeder kennt jeden, man ist hier ganz zu Hause.

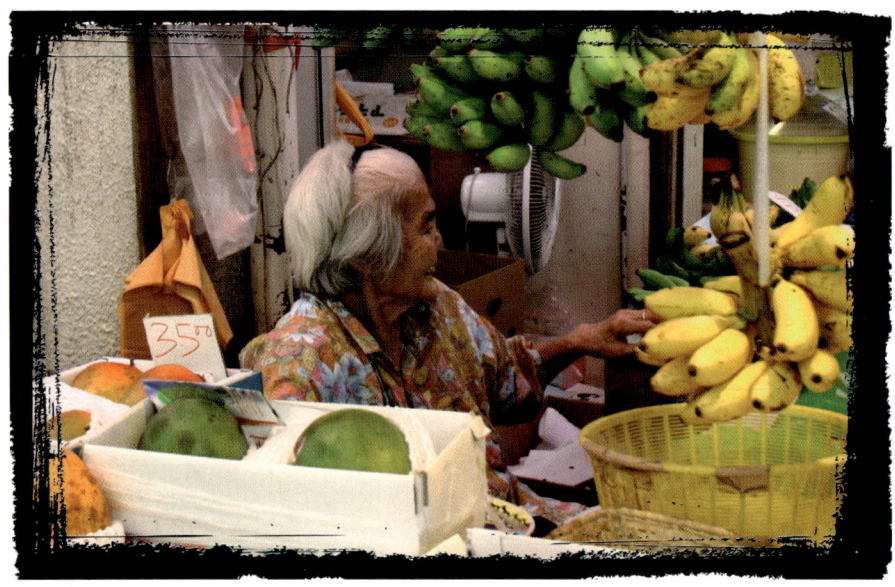

Ruhestand? Auf Okinawa gibt es noch nicht einmal ein Wort dafür.

民 Sich regen bringt Segen

Wenn man uns hierzulande reden hört, hat man bisweilen den Eindruck, dass wir von Montagmorgen bis Freitagabend eigentlich nur auf eines hinarbeiten: das Faulenzen am Wochenende. Und mit jedem Jahr verstärkt sich unser Gefühl, dass es reicht mit der Schufterei! Dass wir längst genug getan haben in unserem vielfach ungeliebten, mal von zu viel Routine, mal von zu viel Stress geprägten Job! Dass es Zeit für eine Pause ist. Urlaub. Sabbatjahr. Ruhestand. Egal!

So erstaunlich es in unseren Ohren klingen mag: Ab einem bestimmten Alter die Hände in den Schoß zu legen, kommt im Lebenskonzept der munteren Senioren einfach nicht vor. In den alten Ryūkyū-Dialekten, die sie im Kreis der Familie auch heute noch sprechen, gibt es noch nicht einmal ein Wort, mit dem sich so etwas wie »Ruhestand« umschreiben ließe.

Haushalt? Auch das noch!

Gartenarbeit? Ist was für Liebhaber …

Und dann kommen diese Hochbetagten mit den strahlenden Augen daher und sagen, dass sie GERNE arbeiten. Und das auch noch auf so überzeugende Weise, dass wir es ihnen glauben …

So alt und noch arbeiten – ist das wirklich erstrebenswert? Ist nicht gerade die Aussicht auf den »wohlverdienten Ruhestand« einer der wenigen Vorzüge, die das Älterwerden zu bieten hat? Endlich die Zwänge und Verpflichtungen des Berufsalltags hinter sich lassen und sich den Dingen widmen können, zu denen man in all den Jahren nicht gekommen ist: Schränke ausmisten, Fotos in Alben kleben, am Vormittag im Park spazieren gehen …

So weit die Theorie. In der Praxis stellt sich das Rentnerdasein jedoch vielfach ganz anders dar: Auf einmal ist nicht mehr der chronische Zeitmangel das Problem, sondern die Frage, was man mit der vielen Freizeit anfangen soll. Je hektischer es im Beruf zuging, desto größer ist oft die Leere, die der Ruheständler nach dem Ausscheiden aus dem aktiven Erwerbsleben empfindet. Sicher, auf den Ärger und Stress kann man gut verzichten, aber es bricht auch ein wichtiger Lebensinhalt weg. Von einem Tag auf den anderen fehlt die Bestätigung durch Kollegen und Vorgesetzte, die geistige Anregung durch immer neue Herausforderungen, der Grund, jeden Morgen pünktlich zu erscheinen, die Genugtuung, etwas Sinnvolles zu tun …

So mancher frischgebackene Rentner fällt angesichts der Ödnis, die ihn in seinem neuen Lebensabschnitt überkommt, in ein tiefes Loch.

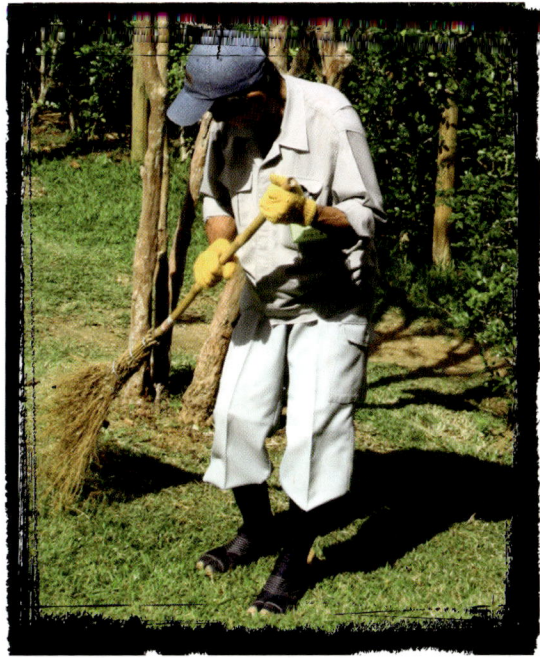

Gärtnern aus Leidenschaft – auch mit über 80

Wenn schon »Ruhestand«, dann am besten geplant: Wer sich rechtzeitig vor dem Ausstieg aus dem Job alternative Kontakte, Interessen und Betätigungsfelder für die »Zeit danach« erschließt, kann den Übergang in diesen neuen Lebensabschnitt abfedern. Sinnvoll ist, dem Alltag durch regelmäßige Aktivitäten und Aufgaben eine neue Struktur zu geben. Warum das so ist? Ganz einfach: Der Mensch braucht einen Grund, um jeden Morgen aufzustehen!

Oft haben gerade die Uralten unter Okinawas Alten eine spezielle Passion, der sie sich mit ganzem Herzen verschrieben haben: Der eine lehrt die alten Tänze, ein anderer zieht Chrysanthemen, wieder ein anderer züchtet Stiere für den traditionellen Stierkampf (ein meist unblutiges Kräftemessen von Tier gegen Tier, das endet, sobald eines von beiden müde ist und den Rückzug antritt). Diese Leidenschaft ist ihr Antrieb – ihre Motivation, noch möglichst lange weiterzuleben.

Ein ähnlich schmerzliches Vakuum empfinden viele »Nur-Hausfrauen«, die aus dem Job ausgeschieden sind, um sich der Kindererziehung zu widmen, sobald ihre »Kleinen« flügge werden und das Nest verlassen. Auch wer sich längere Zeit um einen pflegebedürftigen Angehörigen kümmert, durchschreitet nach dessen Tod bisweilen ein tiefes Tal.

Nicht (mehr) gebraucht zu werden, ist eine bittere Erfahrung. Wer über längere Zeit ohne sinnvolle Beschäftigung bleibt, dem bringt die gewonnene Freizeit nicht die ersehnte Erholung. Sie dehnt sich vielmehr unerträglich in die Länge, füllt sich erst mit Langeweile und dann mit einer bleiernen Lethargie – einem Gefühl der Lähmung, das es von Tag zu Tag schwerer macht, sich zu irgendetwas aufzuraffen. Nicht zu Unrecht sagt der Volksmund: »Wer rastet, der rostet.«

Genau das kommt bei den Rekord-Senioren Okinawas nicht vor. Sich aus dem aktiven Leben zurückzuziehen, nur weil man ein bestimmtes Alter erreicht hat, entspricht nicht ihrem Weltbild. Niemand hört hier zu arbeiten auf, nur weil er siebzig, achtzig, neunzig Jahre alt ist. Schließlich wartet draußen der Garten. Das Gemüse will gehegt und gepflegt sein. Wer sollte Seetang ernten und Meeresfrüchte sammeln? Und der Fisch springt auch nicht allein auf den Teller! Nein! Nichts zu tun, das wäre furchtbar. Und außerdem: Arbeit macht doch so viel Spaß! Warum sollte man sich den nehmen?

 ## Das falsche Programm?

Zu erleben, wie komplett sich die Einstellung der alten Okinawer in diesem Punkt von der unseren unterscheidet, brachte uns sehr ins Grübeln. Gehört es bei uns nicht fast schon zum guten Ton, über die Arbeit zu jammern und zu klagen?

Es scheint, als hätten wir uns in unserer Gesellschaft darauf eingeschworen, dass nur der etwas zählt, der erstens zu viel zu tun hat und zweitens ständig darüber schimpft. Die Abwehrhaltung, die wir damit aufbauen, vergällt uns die Freude am Tun und lässt uns die Arbeit mit der Zeit tatsächlich von Tag zu Tag mühsamer erscheinen. Sie bläht unseren inneren Schweinehund zu einem überdimensionalen Monster auf, das zu überwinden einen immer größeren Kraftakt erfordert. Jeder Handgriff fällt uns schwer, weil wir keine Lust darauf haben, weil wir lieber die Hände in den Schoß legen und uns ausruhen würden. Und so erleben wir die Arbeit am Ende wirklich als zäh, langweilig, stressig – furchtbar!

Der eigentliche Energieräuber ist oft nicht die Arbeit selbst, sondern der Widerstand, den wir gegen sie aufbauen. Sicher haben auch Sie während Ihrer Kindheit erlebt, wie es ist, von Erwachsenen eine Aufgabe auf-

> »Die Oba-chans spüren, dass sie gebraucht werden. Sie arbeiten und denken und laufen. Und das hält sie gesund. Darum sind Altersheime bei uns überflüssig.«
> Keiki Higa, Gemüsehändler auf dem Makishi-Markt

gebrummt zu bekommen, zu der Sie nicht die geringste Lust hatten: Vokabeln lernen, Zimmer aufräumen, Geschirr abtrocknen, Unkraut jäten … Ganz gleich, was es war: Sie erinnern sich bestimmt an dieses bleierne, lähmende Gefühl. Vielleicht haben wir uns als Erwachsene besser im Griff, vielleicht haben wir gelernt, uns zusammenzureißen. Aber genau dieser innere Widerstand kostet uns tagein, tagaus so viel Kraft.

Wenn wir uns dieses Negativ-Programm bewusst machen, gelingt es uns vielleicht, es von unserer inneren Festplatte zu löschen und stattdessen »Okinawa 1.0 zu installieren« – die Software, die uns die positiven Seiten unseres Tuns erkennen lässt. Die uns dazu bringt, Arbeit nicht mehr als Fron zu betrachten, sondern uns darin den positiven Sinn – die Lebensaufgabe – erkennen lässt. Dieses Programm geht wesentlich sparsamer mit den Energien unseres Systems um. Könnte gut sein, dass es unsere Lebens-Laufzeit um etliche Jahre verlängert.

南 »Uchina Time«

Nun werden Sie mir zu Recht entgegenhalten, dass sich die Arbeit der alten Okinawer kaum mit der beruflichen Realität vergleichen lässt, der wir uns in unserer westlichen Industriegesellschaft gegenübersehen. Allein die Tatsache, dass die Standbesitzer auf dem Makishi-Markt durchaus schon mal eine Verkäuferin weit jenseits der achtzig einstellen, spricht Bände. »Hast du eine Oba-chan am Stand, kommen zehn andere zum Einkaufen«, erklärt uns augenzwinkernd Keiki Higa, ein überaus geschäftstüchtig wirkender Gemüsehändler, den wir auf Mitte vierzig schätzen. Kundenbindung auf okinawisch.

Während bei uns schon Fünfzigjährige auf dem Arbeitsmarkt als schwer vermittelbar gelten, räumt man dem Alter auf den Ryūkyū-Inseln einen ganz anderen Stellenwert ein: Senioren werden hier wegen ihrer Erfahrung, Umsicht und Geduld hoch geschätzt. Und einen der für uns wichtigsten Vorzüge der Jugend – die Schnelligkeit – betrachtet man hier eher mit gemischten Gefühlen: Sie gilt als Quelle von Fehlern.

Nicht nur auf Okinawa, sondern in ganz Japan ist es selbst in großen Unternehmen üblich, ältere Menschen nicht aus dem Arbeitsprozess auszugrenzen. Viele erscheinen auch mit achtzig+ noch an einem Tag in der Woche an ihrem Arbeitsplatz. Sie werden hier nicht etwa aus Nächstenliebe geduldet: Ihre Erfahrung wird wirklich geschätzt, und sie werden in Entscheidungsprozesse mit einbezogen. Dass sie zu Firmenfeiern eingeladen werden, ist ebenso selbstverständlich wie die Aufrechterhaltung der Kontakte zu den Kollegen

Studien zum Thema Zeitökonomie haben gezeigt, dass wir nur 20 Prozent unserer Zeit brauchen, um 80 Prozent unserer Arbeit zu erledigen. Die übrigen 80 Prozent unserer Zeit verwenden wir darauf, die restlichen 20 Prozent auch noch zu schaffen. Könnte es ein besseres Argument dafür geben, uns von dem bei uns üblichen Perfektionismus zu verabschieden? Ab und zu alle fünf gerade sein zu lassen, verschlechtert kaum das Ergebnis, erspart uns aber jede Menge Stress und Hektik – und könnte uns womöglich sogar das eine oder andere Lebensjahr schenken …

In einer Welt, in der die Uhren gemächlicher ticken als anderswo und die nach der Devise: »Alles zu seiner Zeit« funktioniert, kommen alte Menschen sowieso leichter mit. Doch auch wenn sich die Bedingungen Okinawas nur sehr bedingt auf unseren Alltag übertragen lassen, lohnt es sich, noch einmal näher hinzuschauen:

»Yonna, yonna!«, rufen die Okinawer den Eiligen zu. »Immer mit der Ruhe!«, heißt das im einheimischen Dialekt.

»Uchina Time«, das heißt, mit ungefähren Zeitangaben leben, und das nicht nur bei den Supersenioren. Wenn die modernen Okinawer auch viele der japanischen und westlichen Gewohnheiten übernommen haben, ihr Lebensrhythmus ist der alte geblieben. Das Prinzip der Entschleunigung scheint hier erfunden worden zu sein.

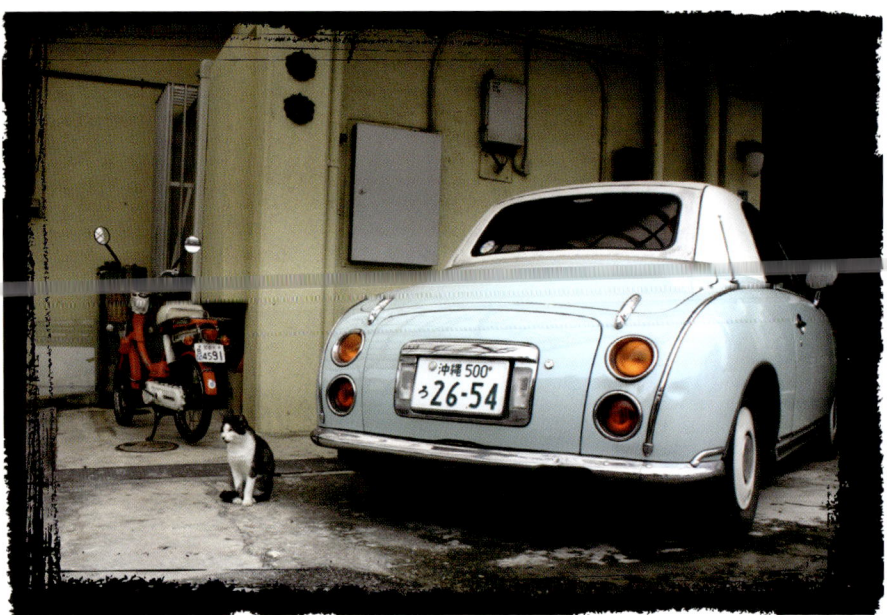

Ich muss gestehen, dass ich, die ich mit dem Gebot: »Pünktlichkeit ist die Höflichkeit der Könige«, groß geworden bin, etwas Zeit brauchte, um mich an diesen gelasseneren Umgang mit der Zeit zu gewöhnen. Ein paar Tage lang hatte ich ständig das Gefühl, auf glühenden Kohlen zu sitzen, weil wir auf unseren Fahrten kreuz und quer durch die Inseln mal wieder im Verkehr stecken blieben, im Wirrwarr der Kanji-Schriftzeichen einen Abzweig verpassten oder eine Adresse nicht gleich finden konnten. »Wären wir bloß früher losgefahren«, ärgerte ich mich, und in immer kürzeren Abständen schaute ich unruhig auf die Uhr.

Bis ich merkte, dass eine kleine Verspätung nicht als unhöflich empfunden wird, dass man Verständnis für Verzögerungen hat und niemandem böse Absicht unterstellt, wenn er einen Termin nicht exakt einhält. »Es gibt Dinge, auf die wir keinen Einfluss haben«, gesteht man sich hier ein.

Und so ließ meine Anspannung irgendwann nach, die Nervosität legte sich, die innere Unruhe, die Hektik, der Stress. Mein Herz fing an, im Okinawa-Takt zu schlagen.

Pochpoch … pochpoch … pochpoch …

Bei dem Rhythmus, das spürte ich, lässt es sich viel besser – und vielleicht auch viel länger – leben.

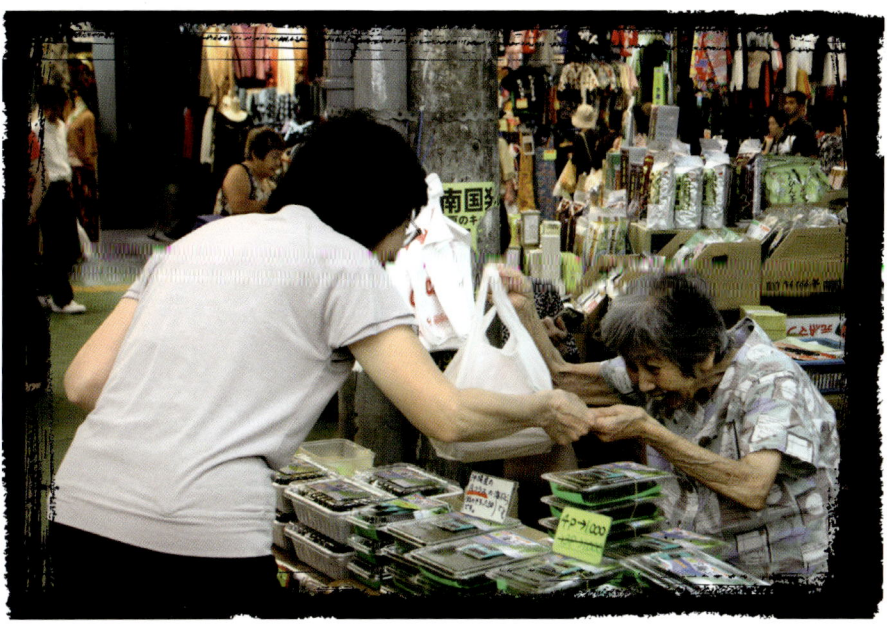

Marktfrau mit 100? Warum nicht?!

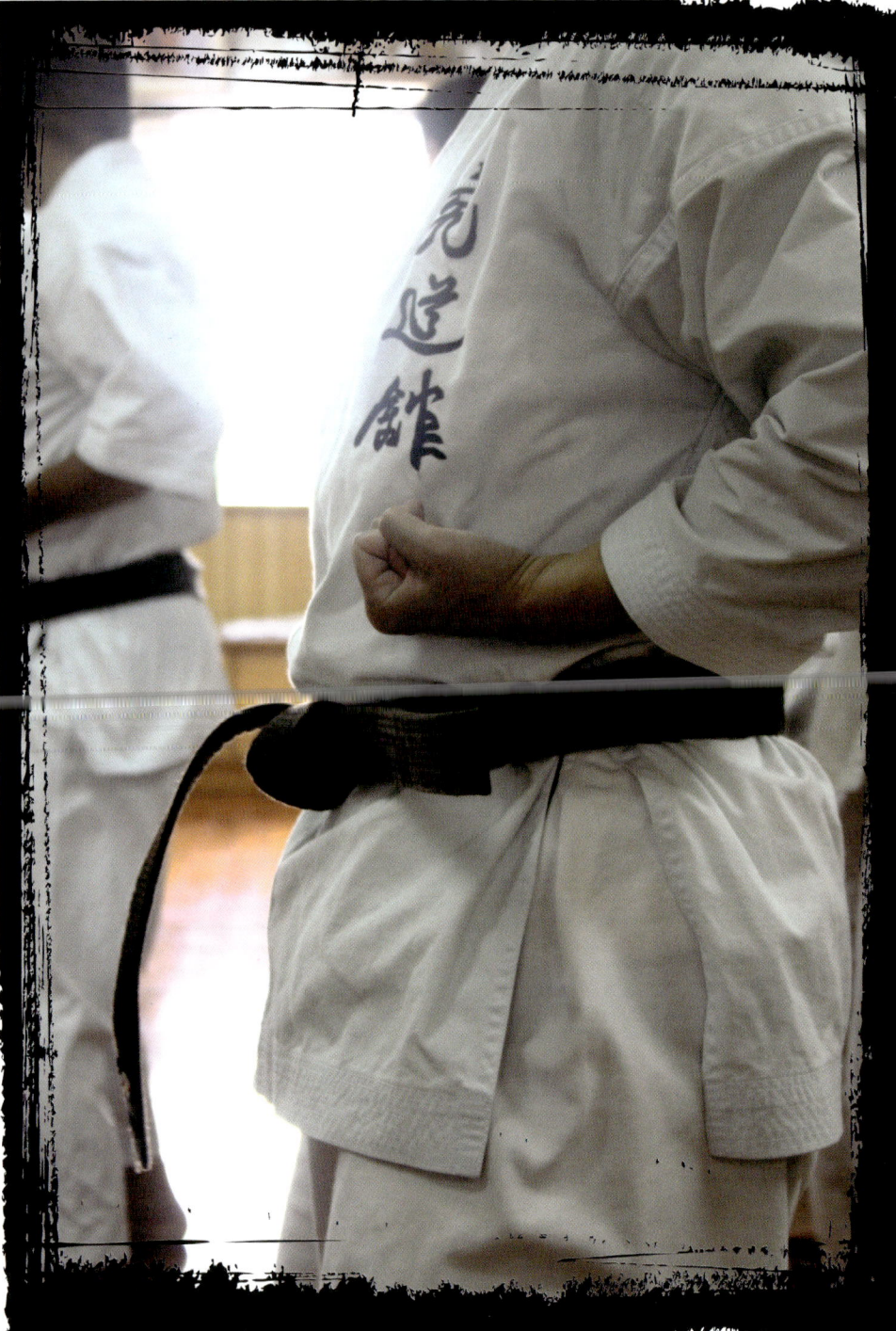

Bewegung:
Wer rastet, der rostet

3. Säule

Das japanische Fernsehen läutete das Jahr 2000 mit der Übertragung eines ganz besonderen Highlights ein, einem Wettkampf, in dem zwei berühmte Okinawer die Hauptrollen spielten: Katsuo Tokashiki, 40, ehemaliger Box-Weltmeister im Halbfliegengewicht trat an gegen den 96-jährigen Karatemeister Seikichi Uehara. Gut 20 Minuten ließ der Boxer die Fäuste fliegen. Mag sein, dass er sich kräftemäßig ein wenig zurücknahm, denn wer würde schon mit aller Kraft auf einen derart betagten Gegner eindreschen? Unnachahmlich war dennoch die Reaktionsstärke und Beweglichkeit, mit der der alte Mann jedem der Angriffe auswich, wie es für seinen dem Aikido ähnlichen Stil üblich ist. Als die Reflexe des Boxers schließlich nachließen, nutzte Seikichi-sensei – »sensei« bedeutet Meister – eine winzige Unachtsamkeit, um seinen Gegner mit einem einzigen blitzschnellen Schlag außer Gefecht zu setzen. Benommen, aber nicht ernstlich verletzt verließ der Verlierer mit ungläubigem Kopfschütteln den Ring. Er konnte es nicht fassen, von einem so uralten Greis besiegt worden zu sein!

Seikichi-sensei hingegen fand das alles ganz normal. »Er ist einfach noch zu jung«, kommentierte er den Ausgang des Kampfes vor Journalisten. »Es fehlt ihm an Reife und Erfahrung.«

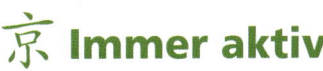

Immer aktiv

Mit der Geschichte von Seikichi-sensei will ich nicht den Eindruck erwecken, dass alle alten Okinawer über eine ebenso perfekte Körperbeherrschung, Agilität und Fitness verfügen würden wie der berühmte Karatemeister. Er ist eine Ausnahmepersönlichkeit und verfügt nicht nur über eine ganz besondere Begabung, sondern er hat zudem von Kindesbeinen an viele Stunden täglich damit zugebracht, zu trainieren und seine Kunst zu verfeinern.

In unserem westlichen Kulturkreis scheint es den Menschen im Ruhestand schwerzufallen, das rechte Maß an Bewegung und Aktivität zu finden: Die einen ergeben sich der Trägheit nach dem Motto: »Ich bin schon genug gerannt in meinem Leben.« Die anderen geraten in regelrechten Freizeitstress und haben einen Terminkalender mit beinahe ebenso vielen Verpflichtungen wie ein Topmanager. Halten Sie es mit dem Okinawa-Prinzip: »Sich regen bringt Segen. Aber wenn du es eilig hast, gehe langsam.«

Was uns das Beispiel aber sehr wohl lehren kann, ist dies: Ein Mensch, der nicht aufhört, seinen Körper zu fordern, kann bis ins hohe Alter leistungsfähig bleiben. Starke Knochen, eine kräftige Muskulatur, dehnbare Sehnen und flexible Gelenke sind weniger eine Frage des Alters als des permanenten Trainings.

Genau dieses Prinzip ist es, das die Supersenioren des Pazifik-Archipels so fit und beweglich hält. Physische Aktivität gehört für sie zum Alltag: Ob bei der Pflege der Gärten, dem Einbringen der Tangernte, dem Flicken von Fischernetzen, der Arbeit in Werkstätten oder Läden, dem Zubereiten des Essens, dem Waschen von Wäsche – Okinawas Greise sind ständig in Bewegung.

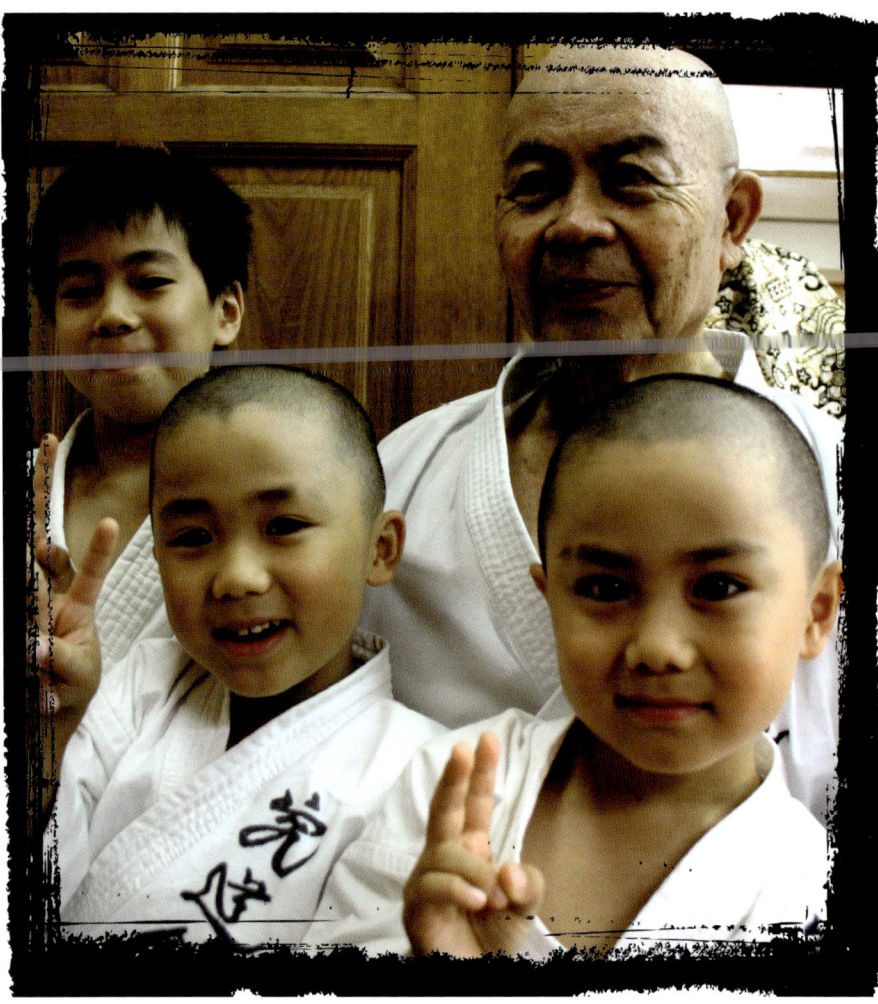

Higa-sensei mit „seinen Kindern"

Doch dieses hohe Maß an Alltagsaktivität reicht den Alten nicht. Es gibt so gut wie keinen, der nicht zusätzlich irgendeine Form der »gelenkten Bewegung« praktizieren würde. Ob Kampfkünste wie das auf Okinawa entwickelte Karate, ob Gateball, die einheimische Cricket-Variante, oder der traditionelle okinawische Tanz, in dem die Mythen des alten Ryūkyū-Reichs nacherzählt werden – ohne diesen physischen Ausgleich würde den Leuten hier etwas Wichtiges fehlen!

»Der Karate-ka ist wie ein Diamant. Er glänzt nur, wenn man ihn schleift. Dabei reicht es nicht, eine Facette zum Glänzen zu bringen. Wer den Körper schleift, perfektioniert gleichzeitig seinen Charaker.«

Miguel da Luz

Die Wiege des Karate

Der Gedanke, seinen Körper so kraftvoll, reaktionsschnell und beweglich zu halten, dass er jeder Herausforderung gewachsen ist, lässt sich auf Okinawa weit in die Geschichte zurückverfolgen. Die Kampfkunst des Uchina-te, die hier von alters her praktiziert wird, gewann neue Bedeutung, als König Shō Shin im Jahre 1429 die drei Reiche des Archipels unter seine Macht brachte und eine generelle Entwaffnung seiner Untertanen durchführte. Um Unabhängigkeitsbestrebungen einzelner Inseln im Keim zu ersticken und die einstigen Herren besser unter Kontrolle zu haben, berief er zudem sämtliche Adligen nach Shuri an seinen Palast. Diese fanden dennoch Wege, die alte Kunst der Selbstverteidigung im Geheimen zu praktizieren und zu verfeinern. So entstanden mit der Zeit das Shuri-te und Kombudo, bei dem landwirtschaftliche Geräte und Alltagsgegenstände wie Dreschflegel, Sicheln und Paddel als Waffenersatz verwendet wurden. In dem Maße, wie sich das Zentrum des urbanen Lebens auf der Hauptinsel nach Naha verschob und immer mehr Menschen dorthin zogen, ließ hier einen zweiten Stil, das Naha-te entstehen. Chinesische Einflüsse fanden ihren Weg in die Kampfkünste Okinawas, und so bildete sich im Laufe der Zeit das heraus, was heute als Karate – Kara-te – in aller Welt Anhänger findet. Aus allen Erdteilen pilgern Kampfsport-Begeisterte auf die Hauptinsel des Archipels, um bei den okinawischen Meistern zu lernen.

Die beiden Haupt-Kampfstile des Karate weisen auch für den Laien erkennbare Unterschiede auf. Das Shuri-te ist weicher und fließender. Die Muskeln werden nur im Augenblick des Schlagaufpralls kontrahiert. Beim Naha-te hingegen bleiben die Muskeln die ganze Zeit angespannt. Auch kommen in diesem Stil von China inspirierte Tierfiguren vor.

Karate ist auf Okinawa immer eine Männersportart gewesen, und noch heute machen Frauen weniger als 30 Prozent der Praktizierenden aus. Die lebensverlängernde Wirkung der Kampfkunst gilt unter Fachleuten als unumstritten. Den besten Beweis liefern die Karate-Meister selbst, die oft ein sehr hohes Alter erreichen. Higa-sensei, den wir in seinem Dojo besuchten, geht mit seinen 67 Jahren in diesen Kreisen beinahe noch als Jugendlicher durch.

Heute ist der ursprüngliche Zweck des Karate – der Kampf – einem ganzheitlicheren Ansatz gewichen. Man spricht vom Karate-dō, dem Weg des Karate. Im Vordergrund steht das Einüben festgelegter Bewegungsabläufe, der sogenannten Kata, die den Körper in die Lage versetzen sollen, in allen erdenklichen Situationen zu bestehen. Die Anwendung des Gelernten im Zweikampf – Kumite – spielt eher eine untergeordnete Rolle. Es geht also nicht darum, ein guter Kämpfer zu werden, sondern es in den Kata zur Perfektion zu bringen. Konzentration, Hingabe, Demut, ein Gefühl für sich selbst und den anderen zu entwickeln, das sei das Ziel, erklärt uns Minoru Higa, der es als Träger des zehnten Dan zur höchsten Meisterschaft gebracht hat und uns Gelegenheit gab, bei einer Trainingsstunde in seinem Dōjō zuzuschauen. »„No heart, no karate«, lautet sein Fazit. Hochmut und Aggression haben keinen Platz in dieser Kampfkunst, die in Filmen und in den Medien gern als Hau-drauf-Sportart dargestellt wird.

请 Zu Ehren der Ahnen ...

Vom Karate inspiriert sind auch manche der Bewegungen des Eisa–Tanzes, der zu Trommelmusik und Sanshin-Klängen alljährlich im August beim »Fest zur Wiederkehr der Ahnen« in den Städten und Dörfern Okinawas aufgeführt wird. Die kraftvollen, beinahe akrobatisch anmutenden Darbietungen der Männer bilden einen spannendem Kontrast zu den anmutigen Tänzen der Frauen und den lustigen Chondara-Tanzprozessionen, die die Zuschauer zum Lachen, Klatschen und Singen animieren.

Doch es bedarf keiner großen Feste, um die Okinawer in Bewegung zu bringen. Ein paar Takte der lokalen Musik genügen, und schon recken sich ringsum die Hände in die Höhe, und sie fangen an, sich im Rhythmus zu wiegen. Volkstänze erfreuen sich großer Beliebtheit und sind für die Insulaner aus dem Alltag nicht wegzudenken. Bei älteren Frauen in den Dörfern erfreuen sich die von sogenannten »Freundschaftsvereinen« ausgerichteten Tanznachmittage großer Beliebtheit. Kaum eine würde sich diese Gelegenheiten zum geselligen Beisammensein entgehen lassen.

Neben diesen »Alltagstänzen« werden auf Okinawa zwei weitere traditionelle Tanzformen praktiziert: Der Hoftanz, der im 17. Jahrhundert auf Veranlassung des Königs von Ryūkyū als Bitte um gute Ernte oder zum Dank für reiche Ernte eingeführt wurde, und in dem Techniken aus dem japanischen No- und Kabuki-Theater ebenso enthalten sind wie Bewegungselemente ostasiatischer Tänze. Eine Form des Hoftanzes ist der Kumiodori, eine Art Musikdrama, bei dem die Tänzer einen Dialog miteinander führen und den Zuschauern eine Geschichte erzählen.

In dem Maße, wie kommerzielle Tanzaufführungen an Bedeutung gewannen, entstand in der Meiji-Zeit (1868–1912) so etwas wie eine »halb-klassische« Tanzform, Zo-odori genannt. Er unterhält die »gewöhnlichen Bürger« mit einer Kombination von Elementen aus den höfischen Darbietungen und der allgegenwärtigen Volksmusik.

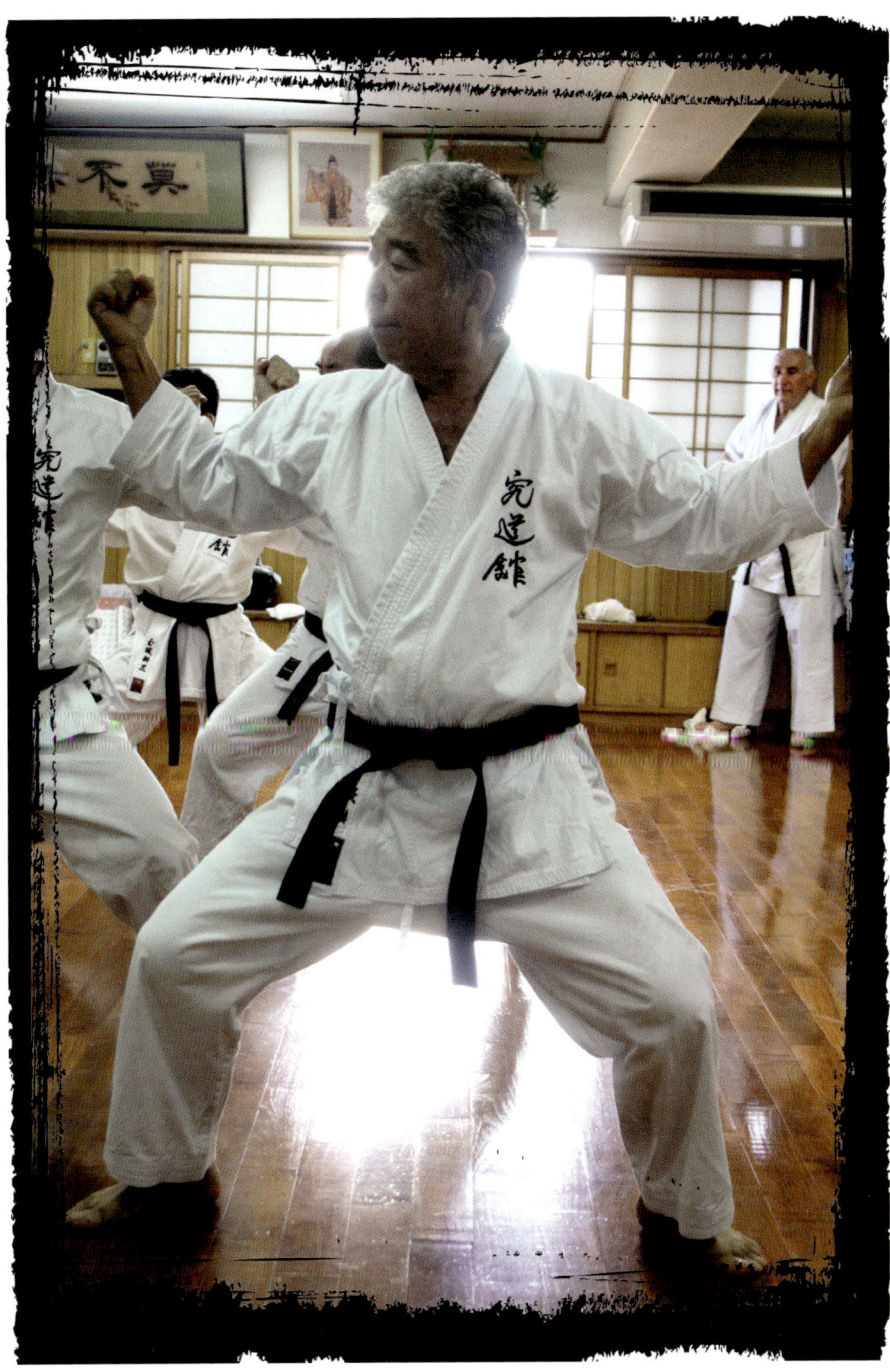

开 Körper, Seele, Geist

Ob Karate oder Tanz – körperliche Aktivität genießt in der traditionellen okinawischen Lebensweise einen ganz anderen Stellenwert als bei uns. Sie wird nicht nur als eine Möglichkeit geschätzt, bis ins hohe Alter physisch fit zu bleiben, sondern gilt gleichzeitig als eine Form der spirituellen Praxis. Bewegung wird als meditativer Akt erlebt, in dem Körper, Seele und Geist in Einklang gebracht werden. Aktiv zu sein, gibt den alten Okinawern ein Gefühl der Ganzheit und Verbundenheit. Herumzusitzen und nichts zu tun, würde für sie bedeuten, sich vom Strom des Lebens abzuschneiden. Und wer will das schon?!

Die fitten Alten von Okinawa führen auch als Achtzig- und Neunzigjährige ein körperlich sehr aktives Leben und erhalten sich so ihre Ausdauerleistung.

Viele Bodybuilder können zwar erstaunlich dicke Eisen biegen und haben beeindruckende Muskeln, kommen aber mangels Ausdauer beim Treppensteigen schnell außer Atem. Außerdem sind sie vielfach so ungelenkig, dass sie Probleme haben, sich selbst die Turnschuhe zuzubinden.
Das Beispiel der Okinawer lehrt uns, alle drei Bereiche zu stärken: Kraft, Ausdauer und Fitness.

Stühle sind im traditionellen okinawischen Einrichtungsstil unbekannt. Wenn nicht auf dem Boden, sitzt man auf niedrigen Hockern, bei deren Anblick Senioren hierzulande rufen würden: »Da komm ich ja nicht mehr hoch!«

你 Vierfach fit

Durch die Brille der modernen Wissenschaft betrachtet, scheinen Okinawas Greise auch in Bezug auf ihr Bewegungsverhalten wieder einmal alles intuitiv richtig zu machen. Sport-Experten bemessen die körperliche Fitness an vier Faktoren: Ausdauer, Kraft, Beweglichkeit und Koordination. Die Hochbetagten schneiden in allen Punkten hervorragend ab.

- **Ausdauer** ist die Fähigkeit des Körpers, über einen längeren Zeitraum Leistung zu erbringen. Je besser die Ausdauer, desto weniger Pulsschläge braucht das Herz, um sauerstoffreiches Blut zu den Muskeln zu transportieren. Training in diesem Bereich wirkt sich besonders positiv auf das Immun- und Herz-Kreislauf-System aus und kann das Herzinfark-Risiko deutlich reduzieren. Häufig verbessert sich sogar das Blutbild. Gleichzeitig unterstützt Ausdauertraining die Fettverbrennung.

- **Kraft** ist die Fähigkeit des Körpers, Arbeit zu leisten, also Gewichte zu bewegen. Wird der Körper regelmäßig durch Kraftbelastungen beansprucht, passt er sich an: Der Kreislauf und das Zentralnervensystem lernen ebenso, mit der Herausforderung umzugehen wie die Knochen, Sehnen und Muskeln. Vorsicht ist jedoch bei Überbeanspruchung geboten: In diesem Fall können die Gelenke leiden..

- **Beweglichkeit** ist das Maß für die körperliche Flexibilität und bemisst sich an der Fähigkeit der Gelenke, ihren kompletten Beweglichkeitsradius auszuschöpfen. Dieser Aspekt der Fitness wird oft vernachlässigt – selbst sehr sportliche Menschen halten Übungen zur Verbesserung der Beweglichkeit oft für nicht so wichtig. Dabei ist gerade die Beweglichkeit für ein erfolgreiches Altern von großer Bedeutung: Werden die Gelenke steif, weil sie nicht regelmäßig gedehnt werden, fangen sie irgendwann zu schmerzen an. Und damit beginnt ein Teufelskreis: Spontan neigt man dazu, sich noch weniger zu bewegen. Dabei würde durch Bewegung die Durchblutung gefördert und die Knorpel und das umliegende Bindegewebe wieder besser mit Nährstoffen versorgt. Dass die Okinawer so gelenkig bleiben, hat sicher auch damit zu tun, dass sie bis ins hohe Alter ihr Gewicht halten. Neben mangelnder Übung ist Übergewicht nämlich eine der Hauptursachen für mangelnde Beweglichkeit: Jedes überflüssige Kilo lastet auf den Gelenken, und wer dick ist, bewegt sich nicht gern.

- **Koordination** ist die Fähigkeit, das Zusammenspiel zwischen Muskeln, Gehirn und zentralem Nervensystem so zu lenken, dass gezielte Bewegungsabläufe ermöglicht werden. Je komplexer ein Bewegungsablauf, desto mehr Koordinationsfähigkeit verlangt sie uns ab, und je mehr wir üben, desto besser werden wir. Karate und Tanz – also die von vielen Okinawern bevorzugten Bewegungsarten – erfordern ein hohes Maß an Koordinationsfähigkeit. Sie stärken damit ihren Gleichgewichtssinn und sorgen dafür, dass sie auch in hohem Alter noch sicher auf den Beinen sind.

Stürze sind eine der Hauptursachen dafür, warum alte Menschen bei uns zum Pflegefall werden. Das Training der Koordinationsfähigkeit ist eine der besten Möglichkeiten, dagegen vorzubeugen

東 Das dritte Geheimnis eines lebenslangen Idealgewichts: Eine leicht negative Energiebilanz

Dass die Rekordsenioren von Okinawa nicht nur fit, sondern auch ein Leben lang schlank bleiben, hat nicht nur mit der Ernährung, sondern auch mit ihrem Bewegungseifer zu tun. Durch viel körperliche Aktivität sorgen sie dafür, dass sie die Kalorien, die sie sich mit Essen und Trinken zuführen, auch wirklich verbrennen.

Wie viel Energie der Körper verbraucht, hängt von zwei Faktoren ab: Von unserem Grundumsatz, sprich der Energie, die wir im Ruhezustand allein zur Erhaltung von Organen, Muskeln und Stoffwechsel brauchen, und von unserem Arbeitsumsatz, also dem Kalorienverbrauch für körperliche Aktivität und Sport. Die Rechnung ist einfach: Wer langfristig mehr isst, als sein Körper braucht, lagert Fettpolster an.

Um zu schauen, wie es mit Ihrer persönlichen Energiebilanz aussieht, können Sie unser Rechenexempel ganz einfach auf Ihre persönliche Situation übertragen:

1. Grundumsatz für Ihr Körpergewicht anhand der nebenstehenden Faustformel berechnen.
2. PAL-Faktoren für einen typischen Tag festlegen.
3. Durchschnittlichen PAL-Faktor berechnen.
4. Grundumsatz mit durchschnittlichem PAL-Faktor multiplizieren.

Das Ergebnis entspricht der Kalorienmenge, die Sie essen können, um Ihr Gewicht konstant zu halten.

Der Vergleich der durchschnittlichen Energiebilanz der Okinawer mit der unseren bringt auf den Punkt, was bei unserer überwiegend sesshaften Lebensweise im Argen liegt. Machen wir ein kleines Rechenexempel:

Laut Berechnungen, die die Deutsche Gesellschaft für Adipositas anhand der in unserem Land verkauften Lebensmittel angestellt hat, nimmt jeder Deutsche mit der Nahrung täglich durchschnittlich 3344 Kilokalorien zu sich.

Es gibt hochkomplexe Formeln zur Berechnung des Kalorienverbrauchs. Da es uns hier aber lediglich auf einen Annäherungswert ankommt, nutzen wir der Einfachheit halber eine schlichte »Faustformel« ohne Berücksichtigung von Alter und Geschlecht:

Grundumsatz = 1 Kilokalorie (kcal) pro Kilogramm (kg) Körpergewicht pro Stunde.

Laut Mikrozensus des Statistischen Bundesamts von 2005 bringt »der deutsche Mensch« im Alter von 40 bis 45 Jahren im Durchschnitt gut 76 Kilogramm auf die Waage und hätte nach unserer Formel einen Grundumsatz von 1824 Kilokalorien.

Hinzu kommt der Arbeitsumsatz. Während wir den Grundumsatz nicht beeinflussen können, ist er die Stellschraube, mit der wir unseren Kalorienverbrauch in die Höhe treiben können. Je mehr wir uns körperlich anstrengen, desto mehr Energie wird verbrannt.

Berechnet wird der Arbeitsumsatz mit dem sogenannten PAL-Faktor (PAL = physical activity level):

- **Schlafen** = 1
- **Bürotätigkeit** = 1,4
- **stehende** oder gehende Tätigkeit = 1,8
- **körperlich** anstrengende Tätigkeit = 2,0

Energiebedarf am Beispiel unseres »Durchschnittsdeutschen«:

76 kg,

8 Std. körperlich mittelschwer fordernder Beruf,

8 Std. Freizeit (Fernsehen, Lesen, Faulenzen),

2 Std. Haus- und Gartenarbeit oder Sport,

6 Std. Schlafen:

= 24 Std.

Grundumsatz: **76 × 24 = 1824 kcal**

Durchschnitts-PAL-Faktor:

Schlafen:	6 × 1	= 6
Arbeiten:	8 × 1,8	= 14,4
Freizeit:	8 × 1,4	= 11,2
Haus- und Gartenarbeit/Sport:	2 × 2	= 4
Summe PAL-Faktoren	35,6 ÷ 24 Std	= 1,48

Energieumsatz: Grundumsatz (1824 kcal) × PAL-Faktor (1,48) = 2842 kcal

Zur Ermittlung des Energiebedarfs wird erst der durchschnittliche PAL-Faktor über den Tag festgestellt und dann mit dem Grundumsatz multipliziert. Dies ergibt den täglichen Energiebedarf. In unserer Beispielrechnung ergibt sich ein Faktor von 1,48. Und das heißt summa summarum: Um eine ausgeglichene Energiebilanz zu haben, dürfte unser »Durchschnittsdeutscher« 2842 Kilokalorien zu sich nehmen – wohlbemerkt, wenn er einen nicht sitzenden Beruf ausübt, in dem er viel stehen und gehen muss und zwei Stunden täglich kräftig in Haus und Garten schuftet oder Sport betreibt. Aber wir wollen nicht kleinlich sein. Seine tägliche Energiezufuhr beträgt jedoch 3344 Kilokalorien. Das heißt: Seine Energiebilanz ist Tag für Tag mit gut 500 Kilokalorien im Plus, die er (oder sie) in Form von Polstern für schlechte Zeiten an Taille, Hüften und Schenkeln anlagert.

Ich bin mir bewusst, dass diese Rechnung sehr pauschal ist und weder geschlechtsspezifische noch individuelle Unterschiede berücksichtigt. Die Tendenz aber ist eindeutig, zumal ältere Leute hierzulande nach dem Ausscheiden aus dem Berufsleben es meist ruhig angehen lassen und sich mit jedem Jahr eine immer »sesshaftere« Lebensweise angewöhnen.

Nehmen wir zum Vergleich die Okinawer. Sie essen am Tag nicht mehr als 1200 Kilokalorien, sind ständig in Bewegung und behalten dieses Aktivitätsmuster bis ins hohe Alter bei. Zugegeben, sie sind kleiner und wesentlich leichter als unser »Durchschnittsdeutscher« und haben folglich einen geringeren Grundumsatz. Aber auch ohne große Rechnerei wird klar: Die geringe Kalorienzufuhr und der hohe Arbeitsumsatz halten ihre Energiebilanz ständig leicht im Minus: ein minimaler Mangel, der – wie wir an anderer Stelle gesehen haben – lebensverlängernd wirkt.

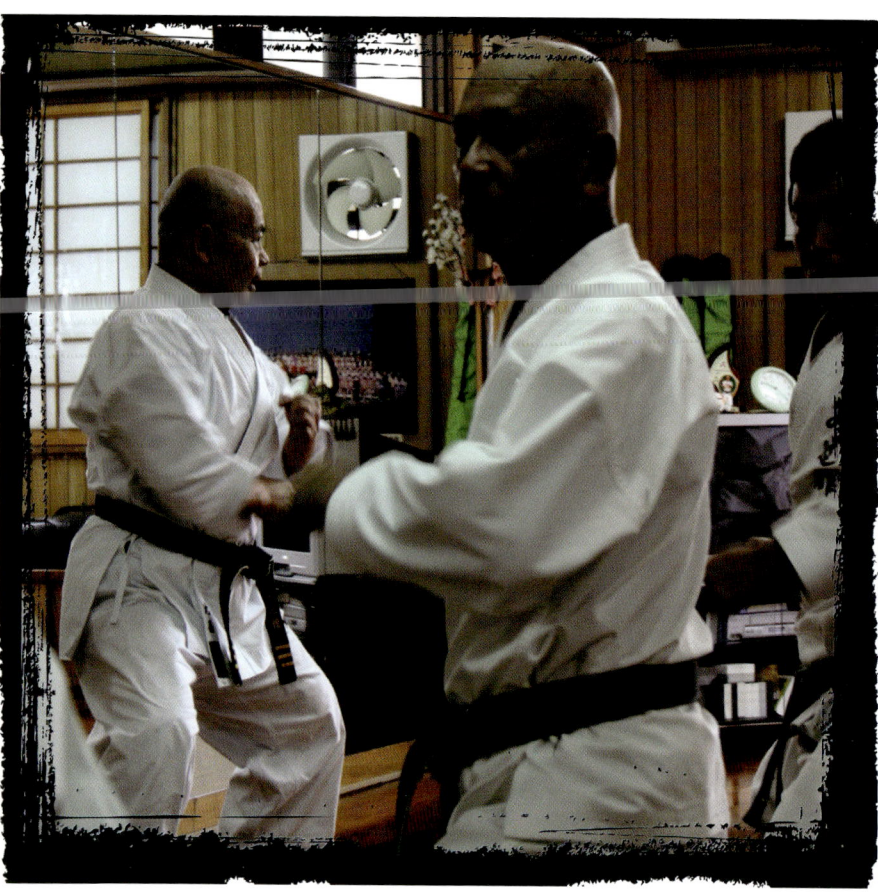

Fließend, geschmeidig, blitzschnell: Karate im Naha-Stil

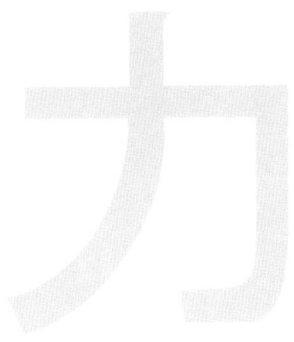

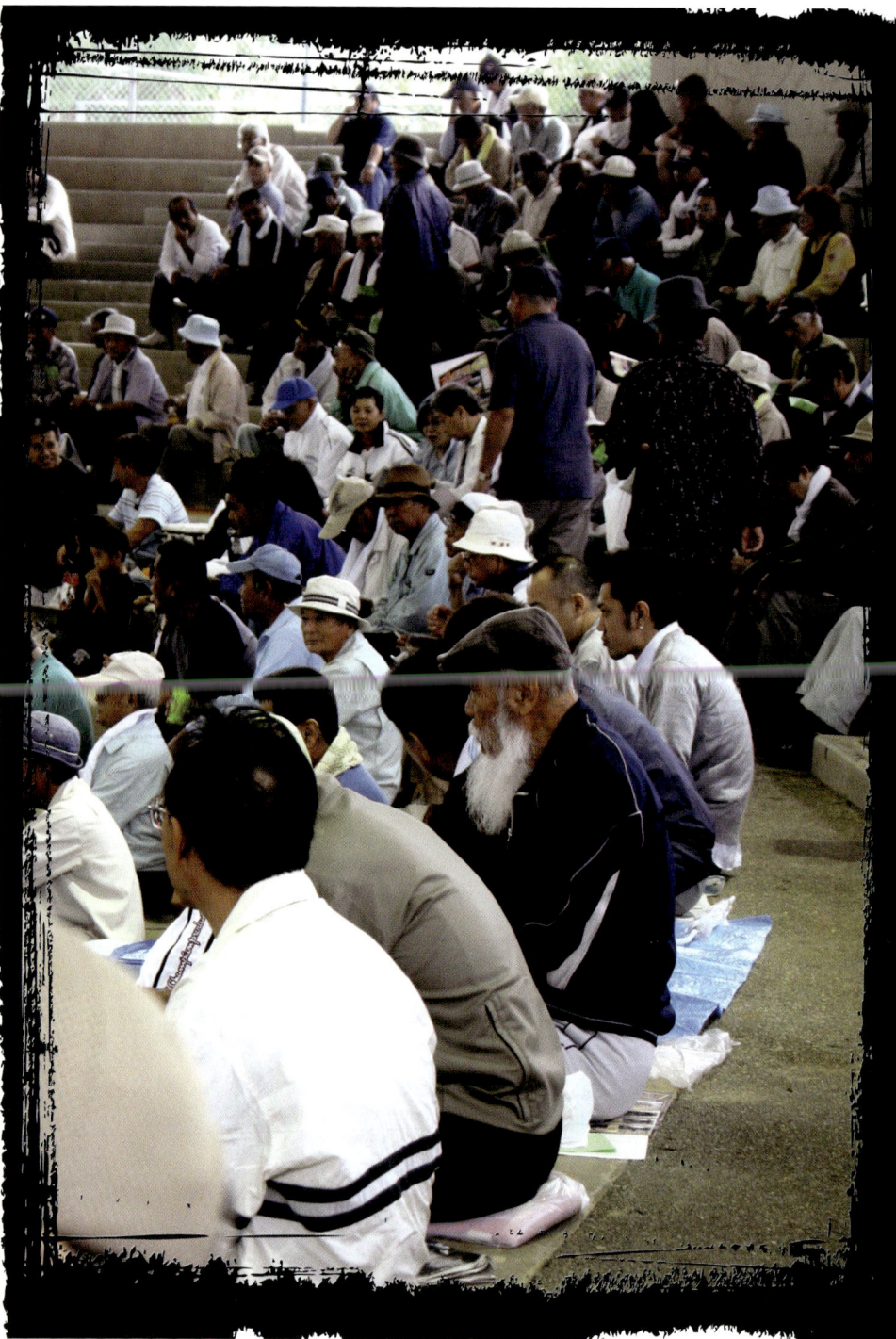

Gemeinschaft:
Das Netzwerk der Superalten

4. Säule

Sollten Sie je auf die Idee kommen, selbst nach Okinawa zu fliegen, seien Sie gewarnt: Die Inseln machen süchtig! Natürlich sind da die Traumstrände, das mal azurblau, mal türkis schimmernde Meer, die unvergesslichen Sonnenuntergänge, das ganzjährig warme Klima, die faszinierenden Sehenswürdigkeiten von einmaligen Palastanlagen über faszinierende Tropfsteinhöhlen bis hin zu einem gigantischen Aquarium, hinter dessen Acrylglasscheibe (der größten der Welt) nicht nur Thunfischschwärme und Riesenrochen, sondern auch ausgewachsene Walhaie zu bewundern sind. Aber bei allen Superlativen: Bademöglichkeiten und Sightseeing haben auch andere Orte der Welt zu bieten. Das wirklich Einzigartige an Okinawa ist das Lebensgefühl, das selbst uns als Fremde hier vom ersten Tag an umfängt.

Während der zwischenmenschliche Umgang auf der japanischen Hauptinsel durch ein komplexes Regelwerk von hierarchischen Höflichkeitsregeln zu einer relativ steifen Angelegenheit wird, die Nicht-Eingeweihte von einem Fettnäpfchen zum nächsten stolpern lässt, herrscht hier eine völlig unerwartete Gelassenheit. Ebenso leger und unverkrampft wie die groß gemusterten Kariyushi-Hemden, die fast alle okinawischen Männer tragen, ist die Art, aufeinander zuzugehen.

Wie Balsam hüllt uns auf jedem Schritt das Wohlwollen der Menschen hier ein. So etwas wie Misstrauen oder Geiz scheint es nicht zu geben. Offenheit, Großzügigkeit, Hilfsbereitschaft, wohin wir auch gehen …

Wir brauchen nur einen Moment lang mit suchendem Blick an einer Weggabelung stehen zu bleiben, schon springt ein Passant herbei und versucht uns zu helfen – und wenn unser Japanisch und sein Englisch nicht reichen, um einander mit Worten zu verstehen, hält er so lange einen Menschen nach dem anderen auf, bis er einen findet, der uns weiterhelfen kann. Kein Kleingeld

Auf Okinawa liegt die statistische Lebenserwartung von Frauen acht Jahre über der von Männern. Da Frauen zudem meist Männer heiraten, die einige Jahre älter sind als sie, bleiben einer Witwe nach dem Tod des Partners oft noch zehn bis 15 Jahre zu leben.

Der Tod des Partners wird jedoch anders als bei uns nicht als Tor zur Einsamkeit, sondern als Beginn eines neuen, unabhängigen Lebensabschnitts gesehen. Viele Frauen krempeln ihr Leben noch einmal komplett um und blühen richtig auf. Dass dies so ist, liegt auch daran, dass sie von ihren Nachbarinnen und Freundinnen aufgefangen, gefördert und ermuntert werden.

für den Monorail-Fahrschein? Kein Problem. Schon bietet uns jemand Geld zum Wechseln an. Shurei-no-kokoro! Begrüße jeden Gast mit offenen Armen und behandle ihn mit größtmöglicher Zuvorkommenheit.

Dabei hätten gerade die alten Okinawer allen Grund, zurückgezogen und verschlossen zu sein und ihr Hab und Gut eisern zusammenzuhalten. Mussten sie nicht in ihrer Jugend Hungersnöte erleiden, große Armut ertragen, die beispiellosen Schrecken des Zweiten Weltkriegs erdulden und mehrmals im Jahr miterleben, wie Taifune eine Spur der Verwüstung über die Inseln zogen?

亲 Yuimaru: Jeder hilft jedem

Bei genauerem Hinsehen wird klar, dass gerade diese schweren Zeiten den Grundstein dafür gelegt haben, warum die Okinawer ihren Mitmenschen so zugewandt sind. »Ohne Hilfe der anderen kannst du nicht leben«, lautet ein okinawisches Sprichwort. Und es gibt hier niemanden, der nicht aus eigener Erfahrung wüsste, wie wahr dies ist.

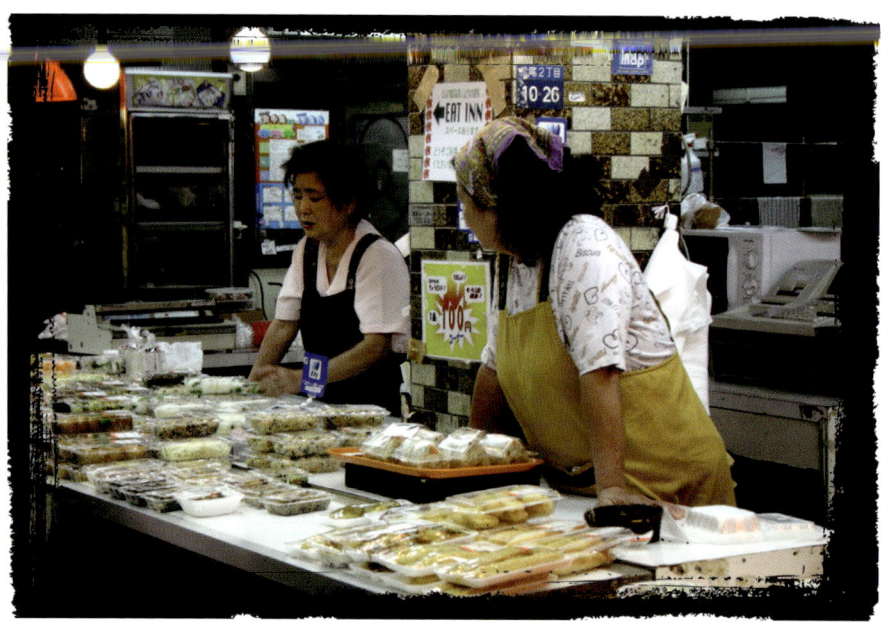

Das Prinzip, sich gegenseitig beizustehen, hat einen Namen: Yuimaru. Übersetzt heißt der Begriff so viel wie »Kreis des Zusammenhalts«, und ursprünglich wurde damit die gegenseitige Hilfe der Dorfbewohner zum Beispiel beim Einbringen der Ernten oder beim Hausbau beschrieben. Die Tradition, einander zu unterstützen, erstreckt sich längst nicht nur auf Nachbarn, Freunde und Verwandte. Sie ist der Kitt, der die okinawische Gesellschaft zusammenhält und es Menschen bis ins hohe Alter erlaubt, sich ihre Selbstständigkeit zu bewahren.

Nehmen wir Yamakawa Katsu, die 92-jährige Oba-chan aus Ogimi. Seit dem Tod ihres Mannes lebt sie allein in ihrem kleinen Holzhaus. Ihre Tochter und ihre Enkel leben in der Hauptstadt Naha. Ob sie keine Angst habe in ihrem Haus, wollen wir wissen. Sie schaut uns verständnislos an. »Angst? Warum?« Na, weil sie allein sei. Lauthals lachend schüttelt sie den Kopf: »Aber ich bin doch nicht allein. Ich habe doch meine Nachbarinnen. Die sind meine Freundinnen.« Es vergeht kaum ein Tag, an dem sie sich nicht gegenseitig besuchen. Und wenn eine einmal nicht erscheint, so erfahren wir, dann schauen die anderen nach dem Rechten.

Niemand käme auf die Idee, Yuimaru, das Prinzip des Füreinander-Einstehens, auszunutzen und sich auf dem Rücken der Gemeinschaft auszuruhen. Es ist vielmehr Ansporn, selbstständig zu bleiben und seinen Teil beizutragen. Der vielleicht wichtigste Leitsatz, der den Alltag der Okinawer prägt, lautet: »Jeder ist für sich selbst verantwortlich, aber jeder ist auch für die Gemeinschaft verantwortlich.«

Yuimaru ist auch der Grund, warum sich unser okinawischer Begleiter Kouki-san jedes Jahr auf die Zuckerrohrernte freut: Eigentlich eine schweißtreibende Angelegenheit, denn Stange für Stange muss mit der Machete geschnitten, gebündelt und abtransportiert werden. Durch das Zusammenhelfen aller Nachbarn aber wird das Ganze zu einem gesellschaftlichen Ereignis. Man nimmt sich ein Feld nach dem anderen vor und schwitzt und schuftet gemeinsam, bis die komplette Ernte des Dorfes eingebracht ist. Und dann wird bis in die Nacht gefeiert: Ein Highlight im Jahresablauf, das den Zusammenhalt noch weiter fördert.

Yuimaru ist das Prinzip, das die Köchin Emiko Kinjo dazu veranlasst, das ganze Dorf am Erfolg ihres Restaurants zu beteiligen, indem sie all ihre Ware von den ortsansässigen Bauern bezieht. Und auch wenn sie täglich bei ihrer fast hundertjährigen Nachbarin Matsu Taira hereinschaut und ihr ein wenig Gemüse vorbeibringt, ist das ein Stück typisch okinawische Solidarität.

Hilfe zur Selbsthilfe

Wenn auch das Prinzip der gegenseitigen Unterstützung bei uns nicht so ausgeprägt ist wie auf dem Archipel im ostchinesischen Meer, gibt es durchaus auch bei uns mitfühlende und fürsorgliche Menschen, die sich in rührender Weise um alte Menschen kümmern, egal, ob in der häuslichen Pflege, im Heim oder im Rahmen eines ehrenamtlichen Engagements. Die bei uns übliche Unterstützung basiert jedoch vielfach auf einem anderen Prinzip: Wir helfen meist, indem wir anderen ihre Probleme und Schwierigkeiten aus dem Weg zu räumen und ihnen beschwerliche Aufgaben abzunehmen versuchen. So gut gemeint dies sein mag – der Mensch, den wir betreuen, verliert dadurch an Eigenständigkeit. In dem Maße, wie wir ihm Anstrengung ersparen, kommt er aus der Übung. Von Mal zu Mal wird er abhängiger von uns, traut sich selbst immer noch weniger zu und verliert mit der Zeit seine Selbstständigkeit.

Ganz anders die Hilfe nach dem Yuimaru-System. Sie funktioniert auf so diskrete Weise, dass der Betreffende sie annehmen kann, ohne sich bevormundet zu fühlen. Statt ihm die Arbeit komplett abzunehmen, hilft man ihm dabei, sie selbst zu tun. Yuimaru, das sind lauter kleine Gesten, die jede für sich nicht der Rede wert wären, in der Summe aber die rauen Kanten des Lebens so rund schleifen, dass die Alten und Gebrechlichen sich nicht daran stoßen. Yuimaru bietet just das Maß an Hilfe, das der Einzelne braucht, um sich selbst helfen zu können.

来 Moai: Die Bank der kleinen Leute

Neben Yuimaru als allgegenwärtigem System der gegenseitigen Hilfe gibt es auf Okinawa noch eine zweite, sehr viel konkretere Form von Netzwerk: das sogenannte Moai, was sich im Deutschen am ehesten mit dem Begriff »Zweckgemeinschaft« umschreiben lässt. Es handelt sich hier um eine Art Club, in dem man sich regelmäßig mit dem ausdrücklichen Ziel trifft, sich gegenseitig finanziell zu unterstützen. Bei der Gründung eines Moai wird vereinbart, dass jedes Mitglied zu jedem Treffen einen bestimmten Geldbetrag mitbringt – je nach wirtschaftlicher Situation können das 2000 Yen (umgerechnet etwa 15 Euro), aber auch ein Vielfaches davon sein. Wenn jeder 15 Euro gibt, kommen bei zehn Leuten 150 Euro zusammen. Dieses Geld wird jeweils an das Mitglied ausgezahlt, das es gerade am dringendsten braucht, wobei auch immer Wert darauf gelegt wird, dass jeder einmal an die Reihe kommt. Wenn jeder in den Genuss des Geldsegens gekommen ist, fängt das Spiel von vorne an.

Das Prinzip der Moai geht auf die Zeit zurück, in der nicht der einzelne, sondern das Dorf als kleinste Einheit Steuern an den Staat abzuführen hatte: Individuellen Grundbesitz gab es nicht, das Land gehörte allen gemeinsam. Und wenn die Getreideernte einer Familie nicht ausreichte, um ihren Anteil an den geforderten Abgaben zu leisten, glichen die anderen Dorfbewohner die fehlende Menge aus. Dies zu tun, war selbstverständlich, zumal jeder Bauer alles daransetzte, den anderen nicht zur Last zu fallen.

Es sind keine Wildfremden, die sich zu einem Moai zusammenfinden: Die Mitglieder haben stets irgendeine Form von gemeinsamem Hintergrund. Es sind alte Schulfreunde, Verwandte, Arbeitskollegen oder Menschen, die in demselben Dorf geboren wurden.

Trotz der finanziellen Ausrichtung reicht die gegenseitige Unterstützung in diesen Gruppen jedoch weit über die materielle Ebene hinaus. Bei den Treffen hört man einander zu, tauscht sich aus, begleitet sich gegenseitig in kritischen Lebensphasen, holt vor wichtigen Entscheidungen den Rat der anderen ein. Oft halten diese Netzwerke ein Leben lang und sind die Basis für tiefe Freundschaften. Während bei uns viele Kontakte aus Kindertagen mit der Zeit im Sande verlaufen, haben die Okinawer sich hier eine Möglichkeit geschaffen, über Jahrzehnte in Verbindung zu bleiben.

民 Soziale Bindungen als Lebenselixier

Als wir Prof. Suzuki, den Leiter der Okinawa Centenarian Study, nach den Veränderungen fragten, die er im Laufe der 25-jährigen Dauer seines Forschungsprojekts beobachtet hatte, meinte er: »Als wir damals anfingen, gab es auf der Welt insgesamt nur wenige Hundertjährige. Auch hier bei uns gab es nur ein paar Dutzend, die fast alle in der Familie lebten und der ganze Stolz der Gemeinschaft waren. Inzwischen sind es über 400. Aber die sozialen Bedingungen haben sich verändert, viele jüngere Leute sind in die Städte abgewandert, und die Alten sind zurückgeblieben. Heute leben viele der Uralten allein. Dass sie im Alltag zurechtkommen, ist dem erstaunlich engen Freundschaftsnetz zu verdanken, das sie selbst im höchsten Alter noch haben.«

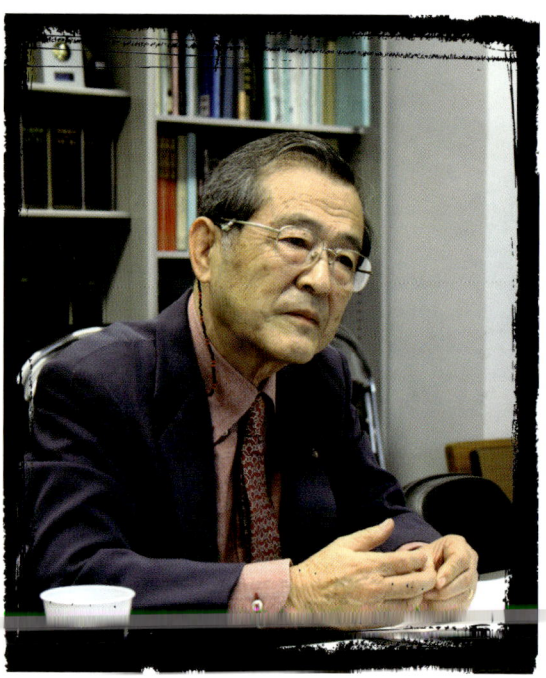

Prof. Suzuki, Leiter der Okinawa Centenarian Study

Wir mögen noch so gut auf unseren Körper achten – ob wir unser Leben genießen oder daran verzweifeln, hängt weitgehend davon ab, wie gut unsere sozialen Kontakte sind. Unser Lebensglück hängt maßgeblich von dem Gefühl ab, dazuzugehören. Wie wichtig ein funktionierendes Netzwerk aus Familie, Freunden und Bekannten ist, hat die Wissenschaft mit etlichen Studien belegt. Es gilt inzwischen als erwiesen, dass gesellschaftlich integrierte Menschen nicht nur zufriedener, sondern auch gesünder sind als jene, bei denen die persönlichen Kontakte weitgehend abgerissen sind. Erstere sind deutlich weniger suizidgefährdet, haben ein stabileres Immunsystem und leiden seltener an Arthritis, Depressionen, Herz-Kreislauf-Erkrankungen und Tuberkulose. Auch Alkoholabhängigkeit und andere Süchte kommen bei ihnen seltener vor.

So erstaunlich es klingen mag: Positive Kontakte zu anderen Menschen haben messbare Auswirkungen auf unseren Stoffwechsel. Durch eine vermehrte Ausschüttung von Glücksbotenstoffen wie Endorphin und Dopamin bei gleichzeitigem Absinken von Stress- und Angsthormonen wie Cortisol, Adrenalin und Noradrenalin wirken sie wie ein natürliches Antidepressivum und können die emotionale Belastung von problematischen Lebenssituationen abfedern. Wieder eine Erklärung mehr, warum die Alten von Okinawa so fröhlich in die Jahre kommen …

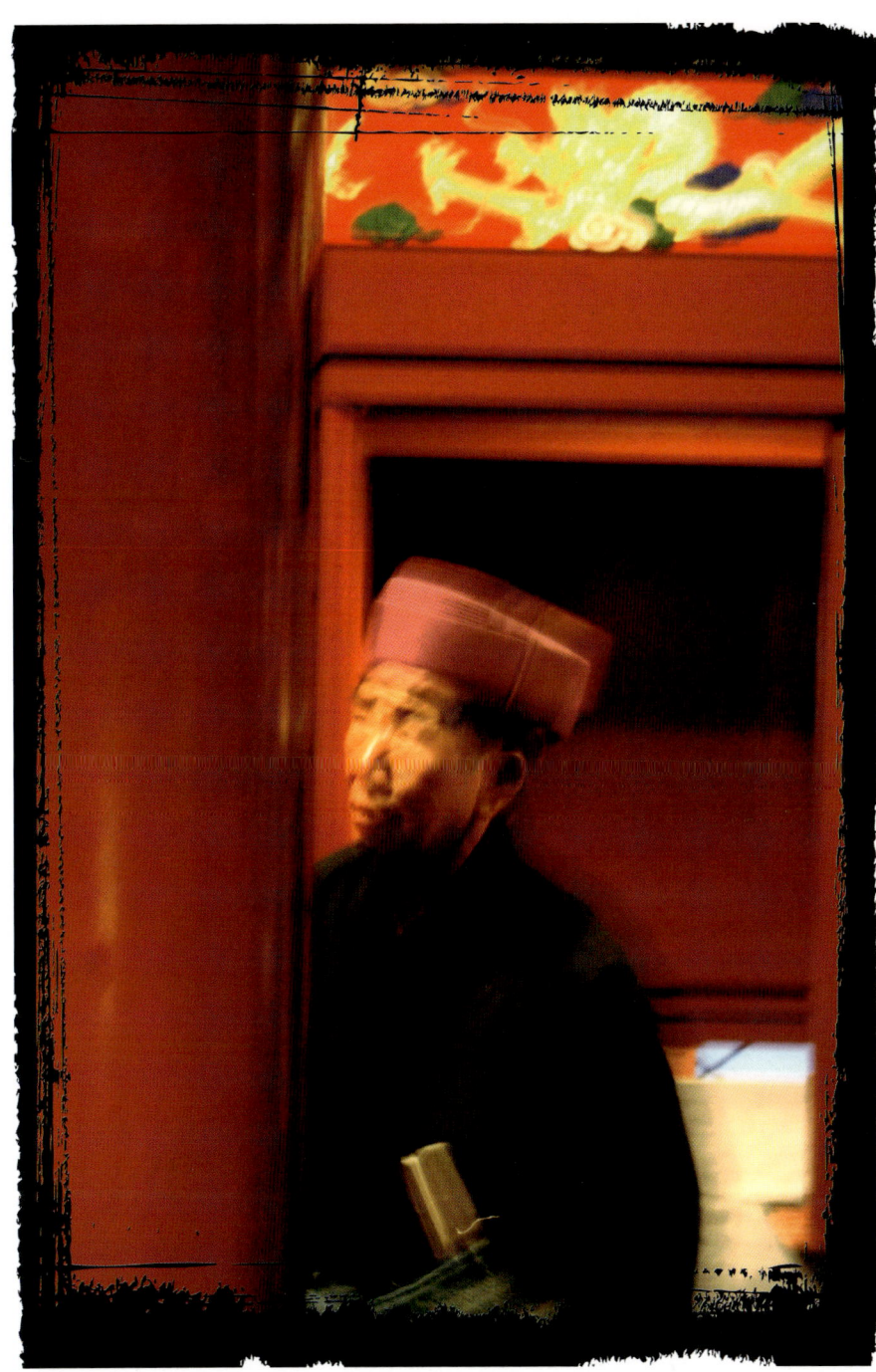

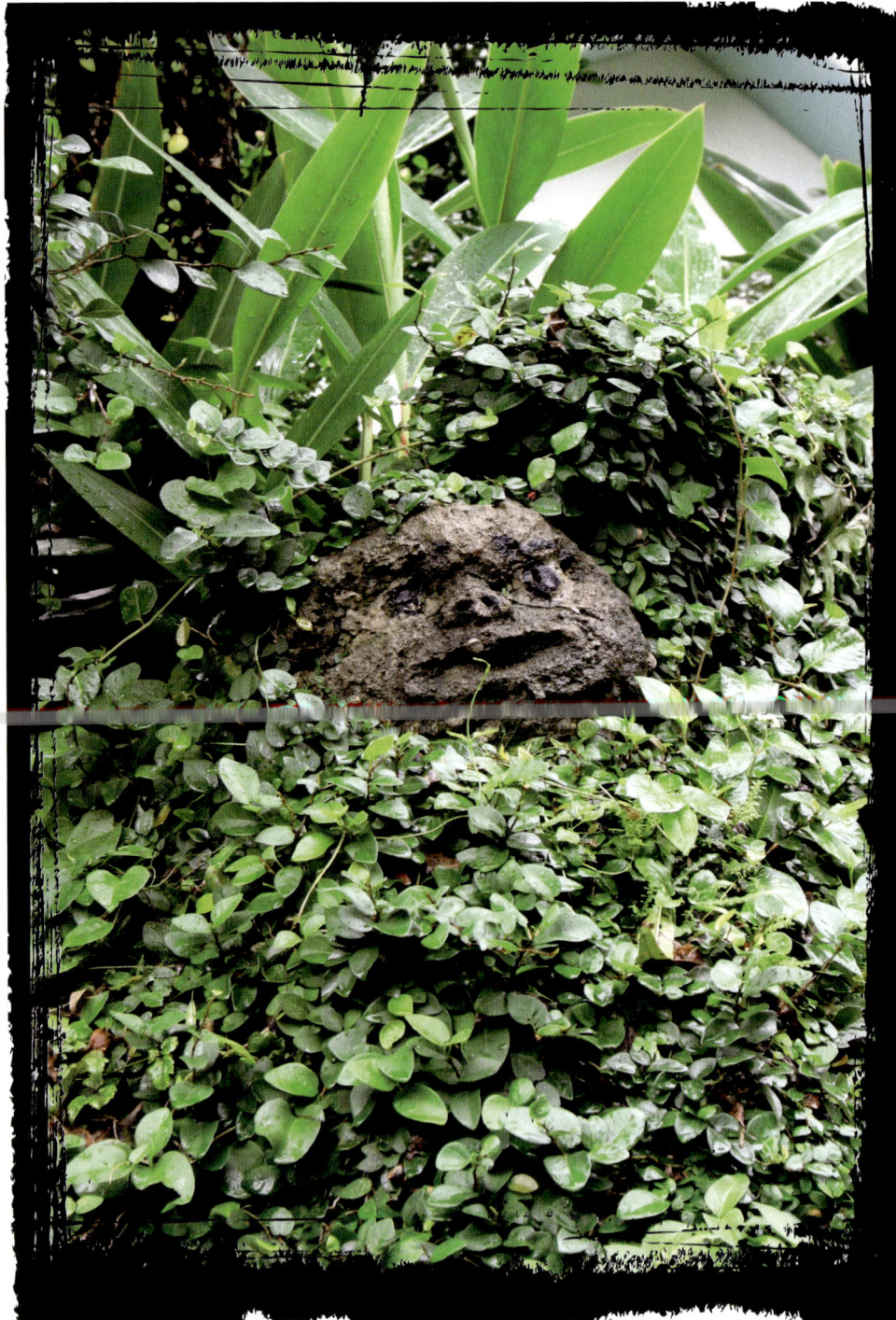

Spiritualität:
Der Draht ins Paradies

5. Säule

Auf unseren Erkundungstouren quer durch Okinawa fielen uns immer wieder schmale Pfade oder Treppen auf, die von der Straße abzweigen und durch die Vegetation die Böschung hinaufführen. An ihrem Ende stießen wir fast immer auf ein kleines steinernes Häuschen. So sehen hier die Gräber – die sogenannten Haka – aus. Manchmal stehen sie auch in kleinen Gruppen unmittelbar am Straßenrand. Hier residieren die Ahnen.

»Nicht verschwunden, sondern nur vorangegangen.«

Jean Paul

Vor dem Eingang der Grabstätten befindet sich meist ein kleiner Altar, auf dem die Lebenden den Verstorbenen liebevoll arrangierte Opfergaben darbringen. Mal ist es eine leuchtend bunte Orchidee oder ein kunstvoll bemaltes Tongefäß mit Räucherwaren, ein andermal einfach nur eine besonders schöne Muschel.

Zwar ist auf Okinawa wie im übrigen Japan der Shintoismus die »offizielle Religion« und auch der Buddhismus findet hier seine Anhänger. Alljährlich zieht es zum Neujahrsfest darum Scharen von Gläubigen in die Schreine und Tempel. Im Alltag der meisten Menschen aber stehen weder die japanischen Gottheiten noch Buddha im Vordergrund: Das Herz der Insulaner schlägt für ihre Ahnen. Sie sind auf dem Archipel allgegenwärtig. Für uns Besucher sind die Haka das erste greifbare Zeichen für diesen Kult.

Doch die Okinawer brauchen sich nicht zu den Grabstätten zu begeben, um ihrer Vorfahren zu gedenken: Ein Altar für die Verstorbenen ist das zentrale Element in jedem Haus. Fast könnte man sagen, die Holzplatte mit den länglichen Gedenktafeln diene als eine Art Kommunikationszentrale mit dem Niraikanai, dem Reich jenseits des weiten Meeres hinter dem Horizont, in dem die Ahnen weilen. Denn bei allem Respekt, den die Okinawer ihren Verstorbenen entgegenbringen, haben sie doch eine sehr pragmatische Art, sich ihnen zu nähern. Auf das für die Opfergaben bestimmte Bord finden neben Räucherstäbchen vor allem die Dinge ihren Weg, die die Vorfahren zu Lebzeiten besonders gern mochten – mal ist es eine Kostprobe des Lieblingsessens oder ein Schälchen mit Süßigkeiten, ein andermal aber auch ein Päckchen Zigaretten oder ein Gläschen Awamori.

Die Anliegen, mit denen sich die Lebenden an die Verstorbenen wenden, sind ebenso realitätsbezogen. Nicht das Streben nach Erleuchtung steht im Vordergrund, sondern handfeste Anliegen wie die Bitte um einen guten Arbeitsplatz, einen großzügigen Arbeitgeber, einen guten Studienplatz für den Enkel. Die Ahnen sind Kummerkasten für Probleme und Hoffnungsanker für Träume, Wünsche und Visionen. Statt Tote zu betrauern, freuen sich die Lebenden, dass man mit den Ahnen in einem übergeordneten Reich Verbündete und Fürsprecher hat.

届 Gesund bleiben für die Götter

Bei aller Alltagsbezogenheit bilden eine tiefe Religiosität und Spiritualität den Hintergrund für diese Verehrung. Nicht nur den Vorfahren, auch der Natur fühlen sich die alten Okinawer zutiefst verbunden, und jede noch so alltägliche Verrichtung ist für sie ein Zeichen dieses Respekts. Dies erklärt nicht nur die Sorgfalt und Achtsamkeit, mit der sie ihr Gemüse ziehen, ihr Essen zubereiten, ihren Tee servieren, ihr Haus instand halten oder die traditionellen Stoffe weben. Es macht es ihnen auch zur Selbstverständlichkeit, ihren Körper gesund zu halten, denn wie die Natur sind auch sie selbst vom Chi, dem Lebenshauch, durchdrungen. Und der will tagein, tagaus angeregt und gepflegt sein, ob mit guter Ernährung, traditionellen Tänzen, dem Praktizieren des Karate oder ganz einfach dadurch, dass man sorgsam und liebevoll mit sich umgeht.

Auch im Hinblick auf Religion und Spiritualität ist die typisch okinawische Chanpuru-Tradition spürbar – also die Gabe, das traditionell Überlieferte mit Elementen von außen zu einer gelungenen Mischung zu vereinen. Aus dem chinesischen Taoismus beziehen die Okinawer die Verehrung der Natur, aus dem Konfuzianismus den Respekt vor ihren Mitmenschen und aus der lokalen Tradition den Respekt vor den Alten, die hier wie Könige verehrt werden.

Das Chi zu stärken und sich gesund zu erhalten, ist ihr Geschenk an die Schöpfung, als deren Teil sie sich erleben. Möge es die Ahnen gnädig stimmen, denn an eines glauben die Alten fest: dass »alles immer vom Himmel« bestimmt sei.

Für uns, die wir im westlichen Kulturkreis leben, in dem man (fast) alles für machbar hält und ständig versucht, die Dinge unter Kontrolle zu haben, mag diese Vorstellung fatalistisch klingen, doch ist sie Ausdruck eines tiefen Vertrauens in die wohlwollende Natur der Ahnen. Man erwartet sich Heilung, Kraft und Beistand von ihnen. Der Gedanke an einen strafenden Rachegott kommt im religiösen Weltbild der Okinawer nicht vor.

Dass sie ihre Sorgen und Nöte an eine höhere Instanz abgeben können, hilft den Menschen hier leichter über schwierige Situationen hinweg. Sicher ein Grund, warum für ältere Frauen die niedrigste Suizidrate in Ostasien verzeichnet wird – einer Weltregion, in der sich in dieser Altersgruppe anderswo die Selbstmorde häufen.

家 Begegnung von Diesseits und Jenseits

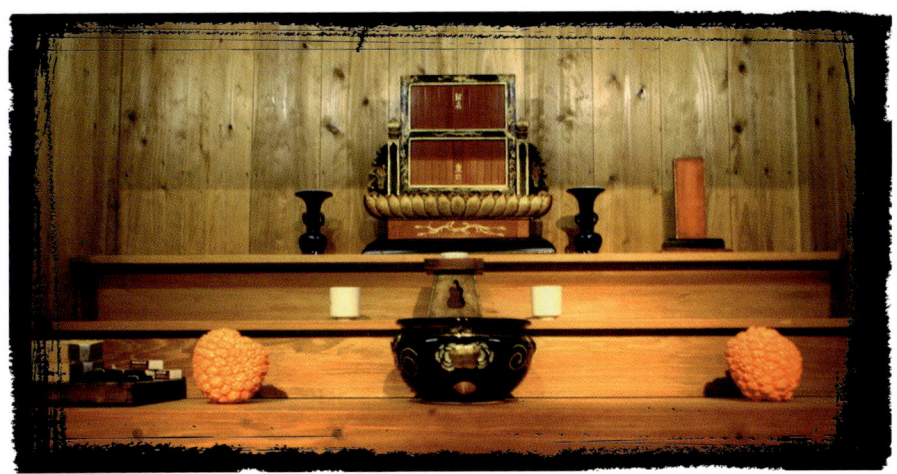

Fehlt in keinem okinawischen Haus: Der Altar zu Ehren der Ahnen

Der Mondkalender, der das spirituelle Leben der Okinawer bestimmt, sieht zwei große Feste vor, die die Insulaner gemeinsam mit ihren Verstorbenen feiern. Im Mai findet Shiimi statt, bei dem sich der gesamte Clan auf dem kleinen Vorplatz vor der Familiengruft versammelt und hier ein gemeinsames Picknick hält. Groß und klein, jung und alt – keiner darf bei diesem Fest fehlen, denn durch die Würdigung der Verstorbenen geht deren spirituelle Kraft auf die Lebenden über. Außerdem genießt man das Beisammensein und freut sich über die Gelegenheit zu sehen, wie die Familie sich entwickelt, wie die Kinder größer werden und welchen Weg jeder einschlägt.

Im Hochsommer kommen bei dem zweiten Fest – Obon, die »Rückkehr der Ahnen« – wieder alle zusammen. Diesmal für drei Tage. Auf den Märkten und in den Läden herrscht Hochbetrieb: Mit traditionellen Speisen, Obst und Sake sorgt man dafür, dass es den Verstorbenen bei ihrem Besuch im Diesseits an nichts mangelt. Dreimal am Tag wird groß gekocht, ununterbrochen werden Räucherstäbchen angezündet, und abends gibt es ein Feuerwerk. Die Rückkehr der Ahnen

Am ersten Tag des Obon-Festes heißt man die Ahnen willkommen. Am zweiten Tag zeigt man ihnen, dass die Familie es hier auf Erden zu etwas gebracht hat. Damit die Besucher aus dem Jenseits möglichst viel von ihrem Aufenthalt haben, dauern die Feiern vom Morgengrauen bis spät in die Nacht. Am dritten Tag werden die Verstorbenen mit Tanz, Trommeln und Sanshin-Klängen verabschiedet. Vom Baden im Meer wird an diesem Tag dringend abgeraten – auf ihrem Weg zurück über das weite Meer ins Paradies Nirikanai sollen sie so manchen Schwimmer versehentlich mitgenommen haben.

ist ein Freudenfest, bei dem sich die Familie feiert. Am Ende finden sich alle vor dem Hausaltar zu einem Verabschiedungsritual ein, das das weibliche Clan-Oberhaupt leitet. In einer Schale mit Reis und Sake verbrennt das Clan-Oberhaupt kleine gelblich Zettelchen, die Uchikabi genannt werden. Sie symbolisieren Geldgeschenke an die Toten. Natürlich werden auch Speisen als Wegzehrung für die Rückreise bereitgestellt. Wer so viel Gastfreundschaft erfährt, kann daheim im Jenseits nur Gutes von den Lebenden erzählen!

亲 Yuta: Heilerinnen und Priesterinnen

Wie bei der Ahnenverehrung spielen Frauen generell im spirituellen Leben Okinawas die Hauptrolle. Die Inseln des alten Ryūkyū-Reichs gehören zu den wenigen Orten auf unserem Globus, an denen die Ausübung religiöser Zeremonien auch heute noch allein ihnen vorbehalten bleibt. Der lokalen Überlieferung zufolge sind sie das Bindeglied zwischen der irdischen und der spirituellen Welt. Nur sie tragen die heiligen Kräfte – Shiji – in sich und können sie an andere weitergeben. Und nur sie können mit den Vorfahren im Reich von Nirikanai kommunizieren. Männer haben diese Fähigkeit zur Verbindung nach dem Glauben der Okinawer nicht.

Die auf Okinawa anzutreffenden matriarchalischen Strukturen werten Ethnologen als Indiz dafür, dass die ursprüngliche Besiedlung des Archipels von Polynesien ausging, in dessen Geschichte Frauen traditionell eine zentrale Rolle im spirituellen Leben zukam.

Noch bis ins 19. Jahrhundert hinein hing das Wohl und Wehe des Königs vom spirituellen Einfluss der Kikoe ogimi als einer Art Hohepriesterin, die in der gesellschaftlichen Rangordnung auf einer Stufe mit ihm stand. Die Einverleibung der Inseln durch Japan bereitete zwar dieser Verquickung von Religion und Staat ein Ende, in den Dörfern und Familien aber lebt die Tradition der Schamaninnen fort.

Yuta heißen die weisen Frauen, die an den zahlreichen Kraftplätzen des Archipels – den sogenannten Utaki – Rituale und Gebetszeremonien vollziehen. Und obwohl man im 21. Jahrhundert die Segnungen der modernen Schulmedizin im Krankheitsfall durchaus zu schätzen weiß, halten es die meisten mit dem 50-zu-50-Prinzip. »Isha-hanbun, yuta-hanbun«, ist ein viel zitierter Spruch, der wörtlich »halb Doktor, halb Schamanin« heißt: Nimm das Beste von beiden, dann wirst du gesund. Jede Krankheit, so der Glaube, hat auch eine spirituelle Ursache, und so erscheint es nur natürlich, sich in der Behandlung nicht auf den Körper zu beschränken, sondern auch den Geist mit einzubeziehen.

姐 Freude aufs Alter

Altersforscher wie Makoto Suzuki sehen in dieser spirituellen Rolle einen Grund, warum Frauen auf Okinawa in puncto Lebenserwartung einen noch deutlicheren Vorsprung vor Männern haben als andernorts: acht Jahre sind es hier gegenüber sechs in Deutschland, Österreich und der Schweiz.

Viele wenden sich erst in mittleren Jahren vermehrt der Spiritualität zu, sobald ihre Kinder erwachsen sind und die Pflichten im Haushalt weniger werden. Hier finden sie eine neue Aufgabe, die ihnen so viel Anerkennung zuteilwerden lässt, dass sie sich auf diesen Lebensabschnitt freuen. Dass Wechseljahrbeschwerden auf Okinawa praktisch nicht vorkommen, liegt nicht nur an der guten Ernährung, die reichlich Soja beinhaltet. Die positive Einstellung zum Älterwerden ist mindestens ebenso wichtig.

Dass die statistische Lebenserwartung von Frauen höher ist als die von Männern, führen Forscher darauf zurück, dass Frauen gesundheitsbewusster sind, gesünder essen, weniger rauchen und Alkohol trinken und mehr Sport betreiben. Auch wirken sich riskantere Verhaltensmuster und die höhere Aggressionsneigung von Männern negativ auf die Statistik aus.

Während die meisten von uns das Altern als eine abschüssige Strecke erleben, die uns Tag für Tag dem Verfall ein Stückchen näher bringt und wir ab einem bestimmten Geburtstag am liebsten die Uhren anhalten würden, sieht man auf Okinawa den reifen Jahren mit Freude entgegen. Das Gefühl, eine tragende Rolle in der Gesellschaft zu spielen, mit jedem weiteren Lebensjahr noch höheres Ansehen zu genießen und in einem kosmischen Zusammenhang zu wirken, der über die materielle Ebene hinausreicht, erfüllt besonders die Matriarchinnen mit großer Befriedigung und gibt ihnen noch einen wichtigen Daseinsgrund mehr.

Auf viele weitere Jahre!

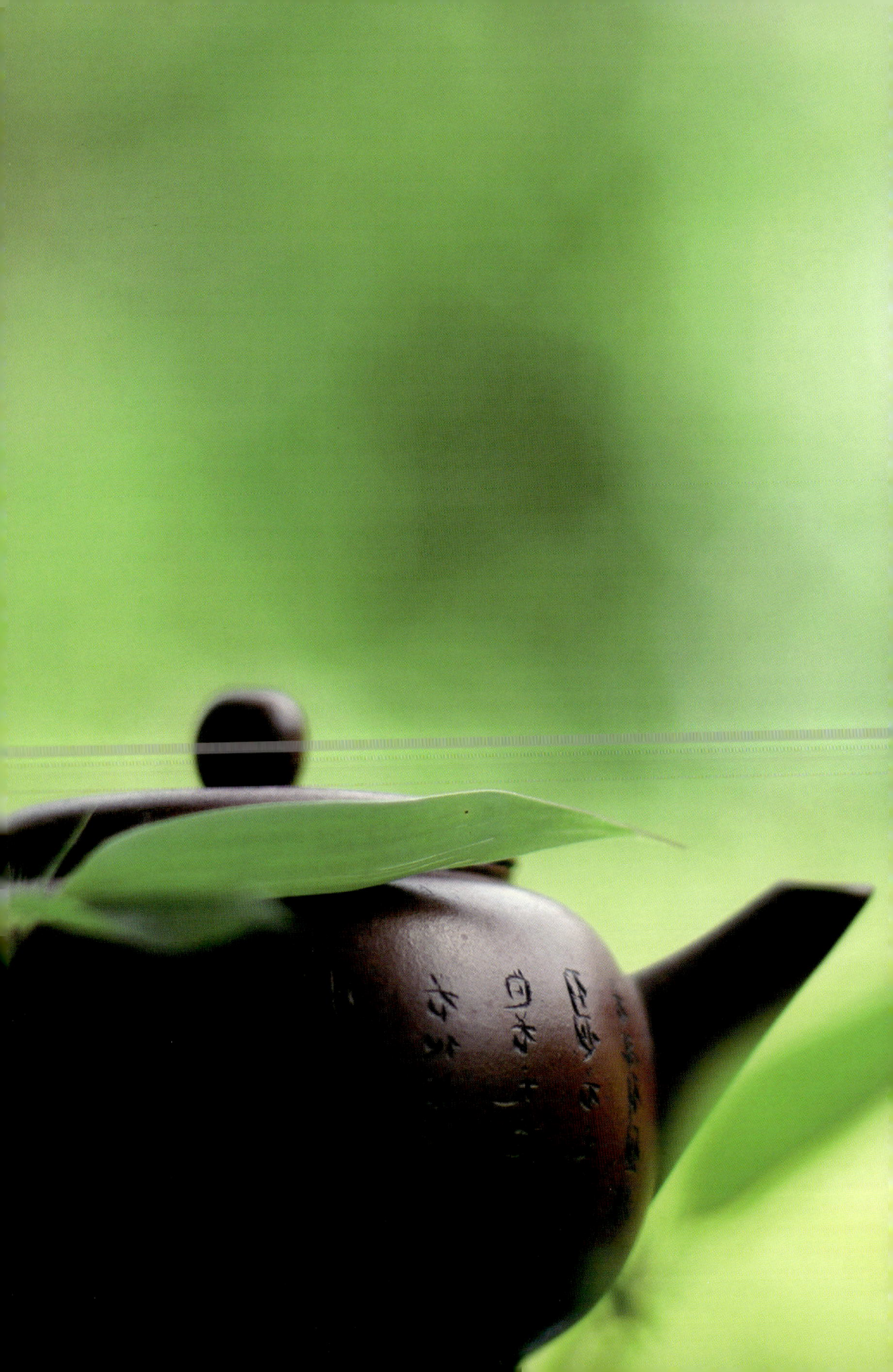

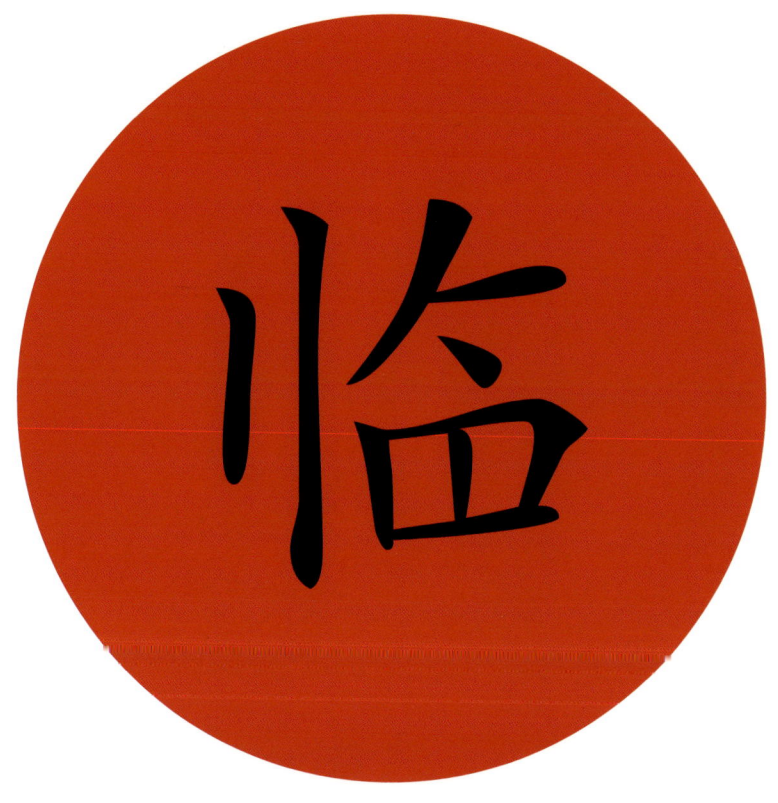

TEIL 3

Das
Okinawa-Wochenend-
Programm

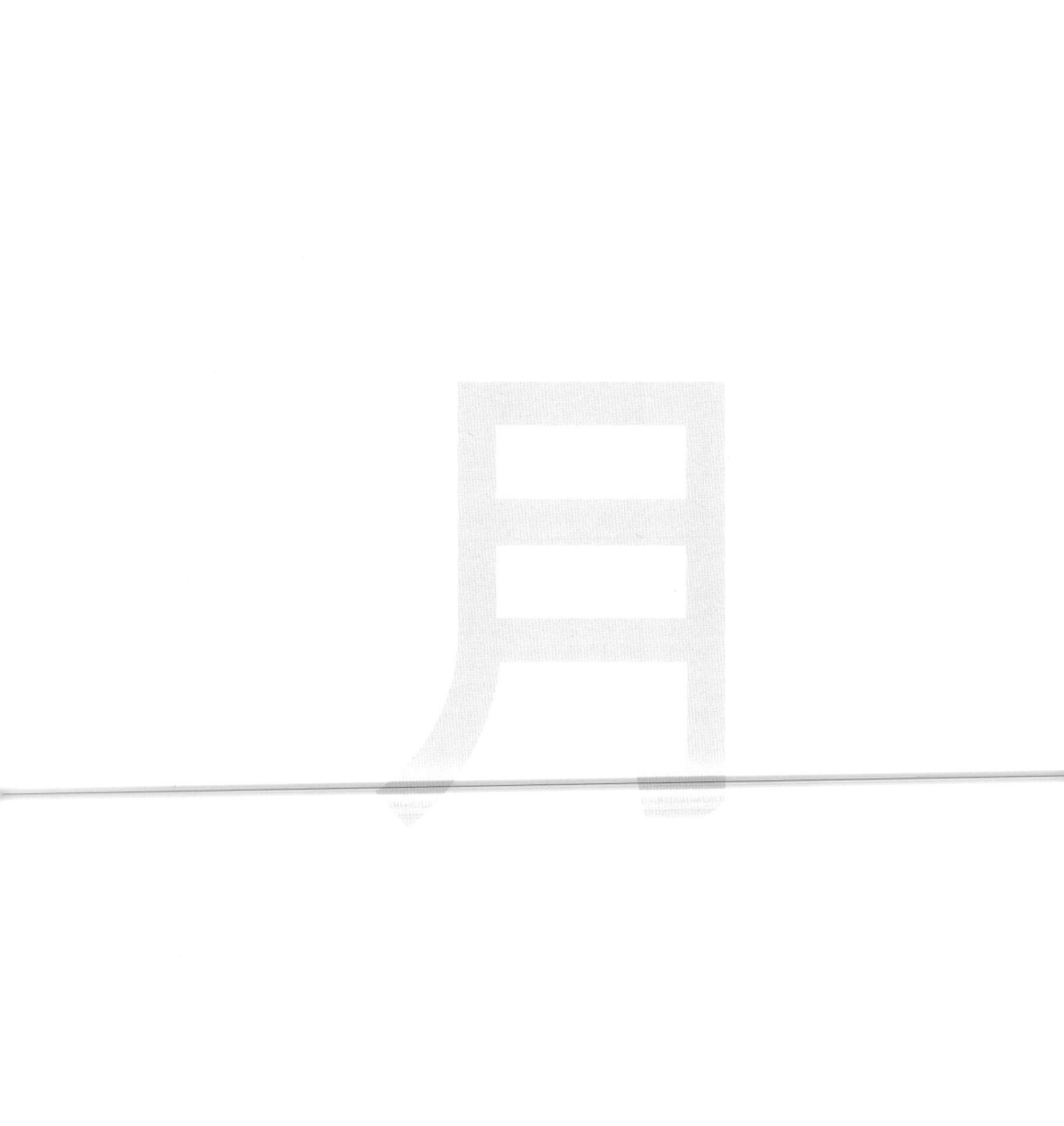

Sie brauchen weder zaubern zu können noch um den halben Erdball zu reisen, um Ihr eigenes, ganz persönliches Okinawa-Wunder zu erleben! Wandeln Sie auf den Spuren der glücklichen Alten aus dem Südpazifik und probieren Sie ein Wochenende lang aus, wie sich dieser Lebensstil anfühlt. Natürlich reicht die kurze Zeit nicht aus, um bis zum hundertsten Geburtstag schlank, fit und fröhlich zu bleiben. Aber wie die Oba-chans und Ojii-chans so schön sagen: Selbst der weiteste Weg beginnt mit dem ersten Schritt.

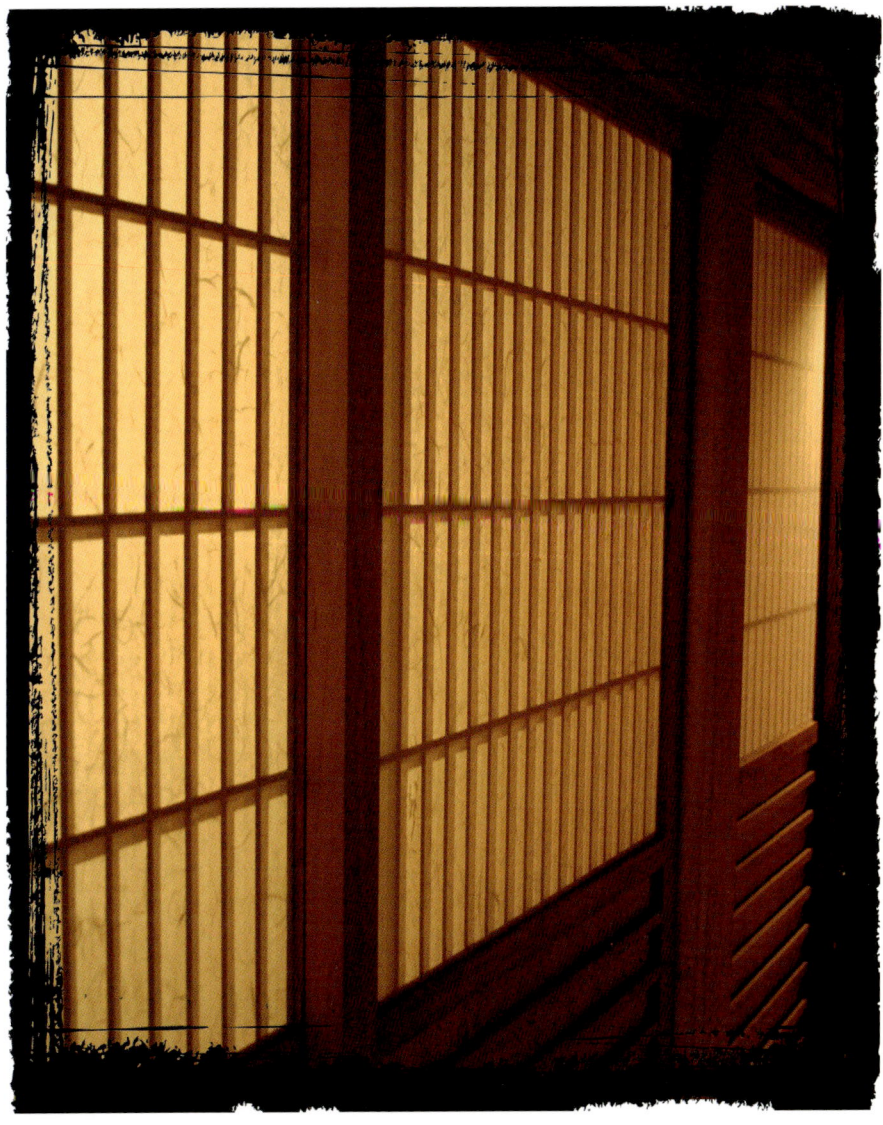

南 Übersicht:
Das Okinawa-Wochenende auf einen Blick

Freitag

Vorbereitung

Freunde und Freundinnen
zum Mitmachen motivieren
Einkaufen für das Abendessen und das
Frühstück am Samstag nicht vergessen!

Menü

Miso-Suppe oder Dashi-Brühe
Reis-Chanpuru East-West

Bewegung

Besuch beim Lieblingsbaum
10-Minuten-Routine

Aktivität

Ahnengalerie: 1. Tafel
Rückblick und Ausblick

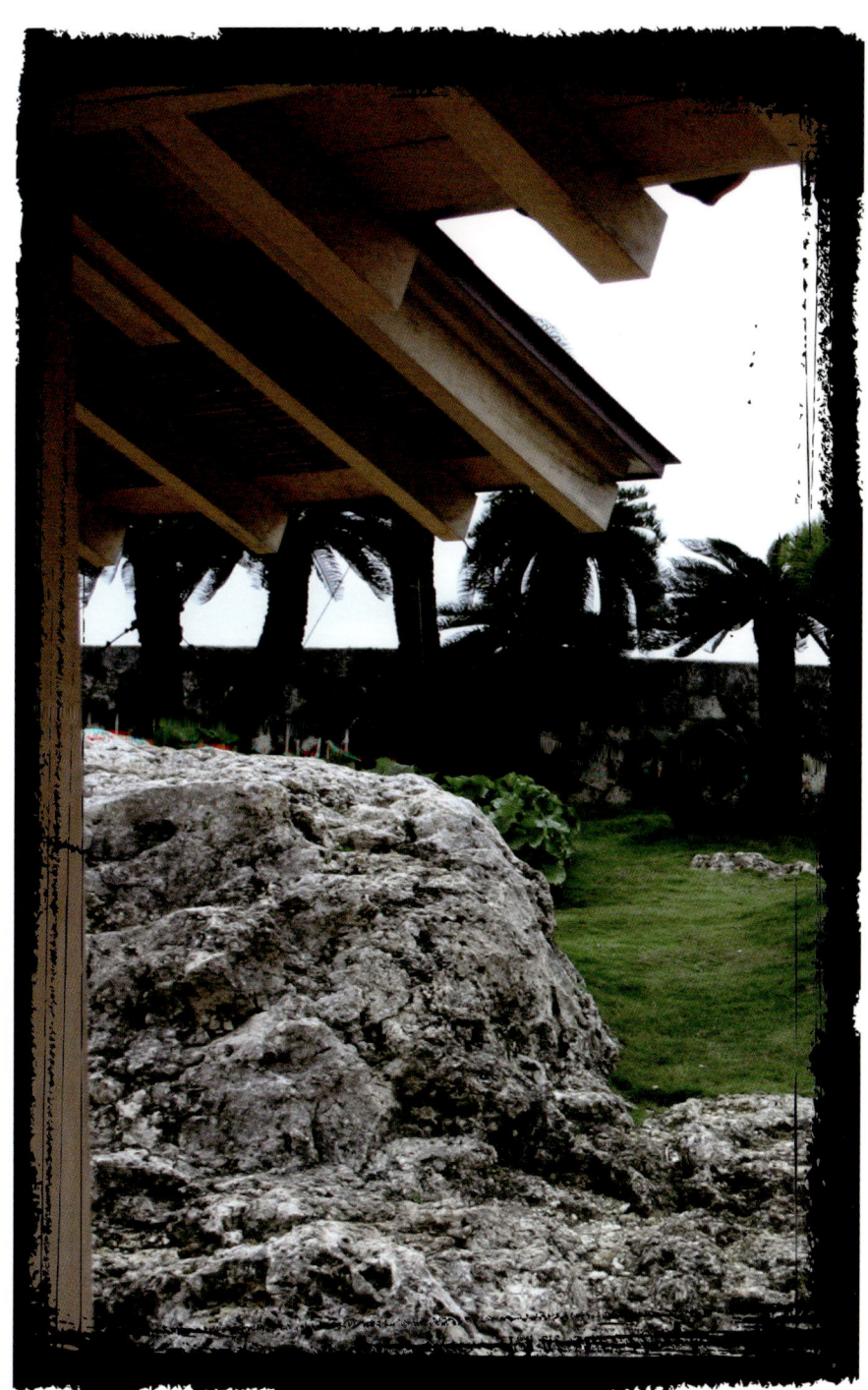

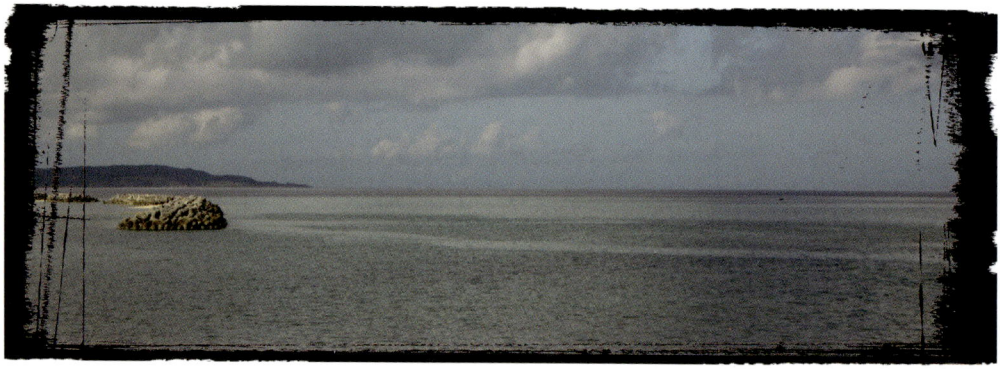

Samstag

Menü	Bewegung	Aktivität
morgens		
Obstsalat Joghurt Vollkornflocken	Morgenrunde durch den Park	Besuch der Ahnengalerie
vormittags		
Gemüsesticks mit Wasabi-Soja-Dip	Gelenke lockern Boxen, kicken, hacken	Marktspaziergang
mittags		
Miso-Suppe oder Dashi-Brühe Reis Goya- Chanpuru	Pause!	Pause!
nachmittags		
Teatime	Tanz-Zeit	Auswahl nach dem Ikigai-Baukasten
abends		
Die Okinawa-Soba-Suppen-Party Obst zum Dessert	Besuch beim Lieblingsbaum Gelenke lockern	Ahnengalerie: 2. Tafel Rückblick und Ausblick

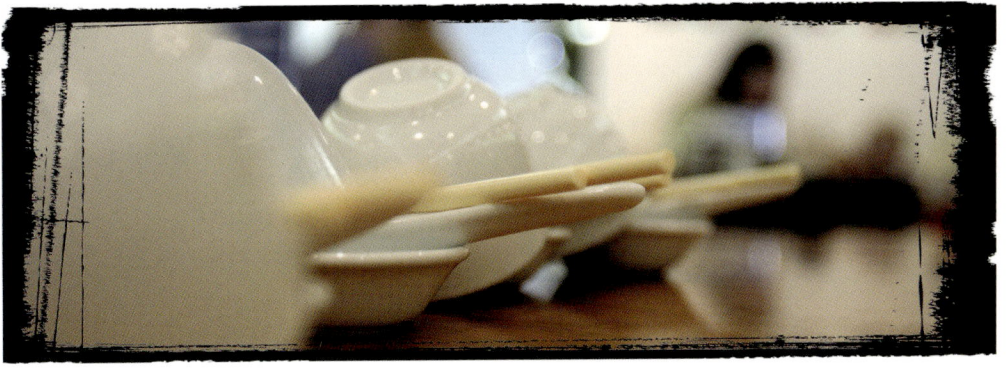

Sonntag

Menü	Bewegung	Aktivität
morgens		
Obstsalat Joghurt Vollkornflocken	Morgenrunde durch den Park	Besuch der Ahnengalerie
vormittags		
Zeit für diese eine, ganz spezielle Frucht	Gelenke lockern Boxen, kicken, hacken	Auswahl nach dem Ikigai-Baukasten
mittags		
Miso-Suppe oder Dashi-Brühe Reis Papaya-Chanpuru	Pause!	Pause!
nachmittags		
Teatime	Tanz-Zeit	Auswahl nach dem Ikigai-Baukasten
abends		
Wakame-Spargel-Salat und Süßkartoffel-Risotto Ogimi-Style	Besuch beim Lieblingsbaum Gelenke lockern	Ahnengalerie: 3. Tafel Rückblick und Ausblick

Wider die Einsamkeit: Geteilter Spaß ist doppelter Spaß

Leben auf Okinawa-Art heißt, sich Netzwerke zu schaffen, in denen man sich mit Rat und Tag zur Seite steht. Vielleicht können Sie in Ihrem Freundeskreis Mitstreiter für die Gründung eines Moai gewinnen. Es muss bei Ihrer »Bank der kleinen Leute« nicht um große Geldbeträge gehen. Im Vordergrund stehen der Aufbau langfristiger, verbindlicher Beziehungen und die gegenseitige Unterstützung. Auch müssen die eingesammelten Beträge nicht unbedingt an einzelne Mitglieder ausgezahlt werden: Okinawer der jüngeren Generation legen in ihren Moais oft zusammen, um zum Beispiel auf eine gemeinsame Reise zu sparen.

Allein auf einsamer Flur nach Okinawa-Art leben? Unmöglich! Die Rekordsenioren aus dem Südpazifik legen zwar größten Wert darauf, sich ihre Eigenständigkeit bis ins hohe Alter zu be

wahren und sich selbst zu versorgen. Aber den ganzen Tag hinter verschlossenen Türen allein vor sich hinzuwerkeln, ist ein Punkt, der in ihrem Lebenskonzept nicht vorkommt. Das Gefühl der Zugehörigkeit und der Kontakt mit anderen Menschen ist für sie ein Lebenselixier. Sie wissen: Einsamkeit macht krank.

Wenn Sie Ihr Okinawa-Wochenende planen, animieren Sie rechtzeitig ein paar Freundinnen und Freunde zum Mitmachen. Optimal wäre es natürlich, wenn die anderen in Ihrer Nähe wohnen, noch optimaler, wenn sie direkt aus der Nachbarschaft kommen. Das wäre so richtig authentisch. Aber wenn das nicht möglich ist, ist das auch kein Problem. Hauptsache: gern gesehene Gäste! Schauen Sie einfach, was geht …

开 Kontakte knüpfen

Da wir schon beim Thema Nachbarschaft sind: Wie viele Menschen aus Ihrem Umfeld kennen Sie eigentlich persönlich? Wissen Sie, wem der Briefkasten neben dem Ihren gehört? Können Sie die Namen auf den Klingelschildern den Gesichtern zuordnen, die Ihnen im Aufzug begegnen? Von wie vielen Nachbarn wissen Sie Näheres – ob sie Kinder haben, was sie arbeiten, was sie im Leben bewegt? Gibt es Leute in der Nachbarschaft, mit denen Sie befreundet sind? Halten Sie gelegentlich ein Schwätzchen mit dem Kioskbesitzer an der Ecke oder mit Menschen, die Ihnen auf der Straße begegnen?

Selbst in der anonymsten Großstadt leben lauter Menschen. Zugegeben, nicht jeder ist jedem sympathisch. Aber wenn es Ihnen an Kontakten in Ihrem unmittelbaren Umfeld fehlt, lässt sich zu manch einem ein freundschaftlicher Draht aufbauen. Vielleicht gelingt es Ihnen, an diesem Wochenende mit dem einen oder anderen bislang unbekannten Menschen aus der Nachbarschaft ins Gespräch zu kommen. Und wenn es nur übers Wetter wäre …

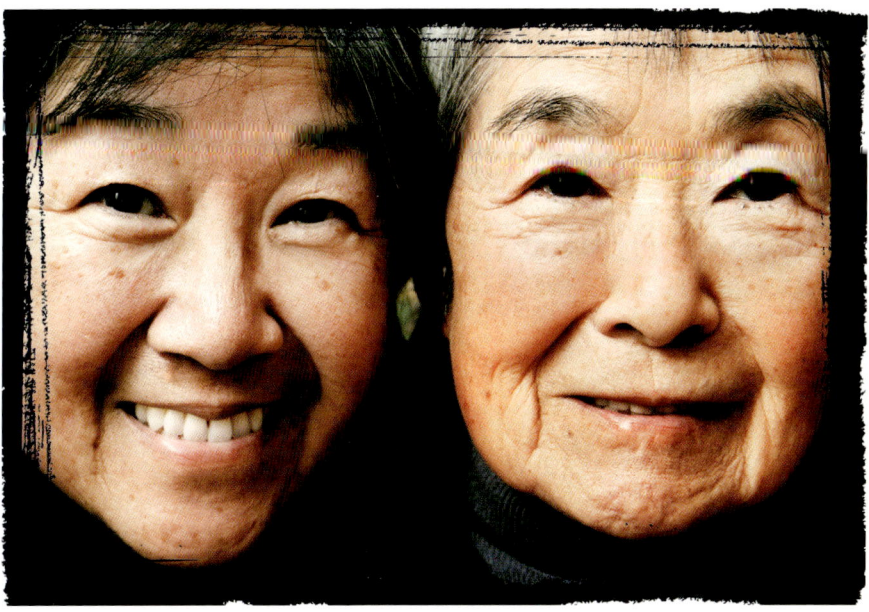

姐 Familienbande

Leben wie auf Okinawa, das heißt mit der Familie leben, selbst wenn diese – heute eher die Regel als die Ausnahme – nicht unter einem Dach vereint wohnt, sondern in alle Welt verstreut ist. Wie wäre es, wenn Sie ein Okinawa-Wochenende als Ereignis für die ganze Familie organisieren? Ein willkommener Anlass, sich wiederzusehen und über das gemeinsame Tun wieder näher zueinanderzufinden.

京 Ihre persönliche Ahnengalerie

Die Ahnentafeln auf Okinawas Hausaltären reichen in einer kontinuierlichen Linie bis weit in die Vergangenheit zurück. Je älter der Mensch, desto mehr Ahnen hat er persönlich gekannt.

Wenn Sie Ihre kleine Ahnengalerie einrichten, können Sie auch Namen von Menschen wählen, die vor Ihrer Zeit gelebt haben: Auch ein Großvater oder eine Großmutter, die vor der eigenen Geburt gestorben ist, kann manchmal eine schmerzliche Lücke hinterlassen. Dies ist die Gelegenheit, Kontakt aufzunehmen.

Sich mutterselenallein zu fühlen, ist auf Okinawa schon allein deswegen ein Ding der Unmöglichkeit, weil eine ganze Heerschar von wichtigen – wenn auch unsichtbaren – Begleitern allgegenwärtig ist: die Ahnen. Auch bei unserem Wochenende dürfen Sie nicht fehlen!

Unser Vorschlag: Räumen Sie ein kleines Tischchen, ein Regalbord, eine Fensterbank oder einen Sims frei und richten Sie dort eine kleine Residenz für Ihre Vorfahren ein. Gestalten Sie an den drei Abenden des Wochenendes für drei besonders geschätzte Menschen, die nicht mehr unter den Lebenden weilen, jeweils eine »Ahnentafel«.

Am einfachsten ist es, ein etwa postkartengroßes Rechteck aus Karton als Basis zu nehmen. Wählen Sie ein schönes Material, Ihre Ahnen haben das verdient. Sie können einfach nur den Namen auf die Karte schreiben oder andere Dinge mit hinzunehmen, die ihnen zu der Person einfallen.

Wenn die Ahnentafel fertig ist, stellen Sie sie auf Ihren kleinen »Altar«. Ein kleines Geschenk an den Verstorbenen wird ihm Freude bereiten, der Rauch eines Räucherstäbchens trägt es zu ihm ins Nirikanai.

Lecker und gesund:
Essen auf Okinawa-Art

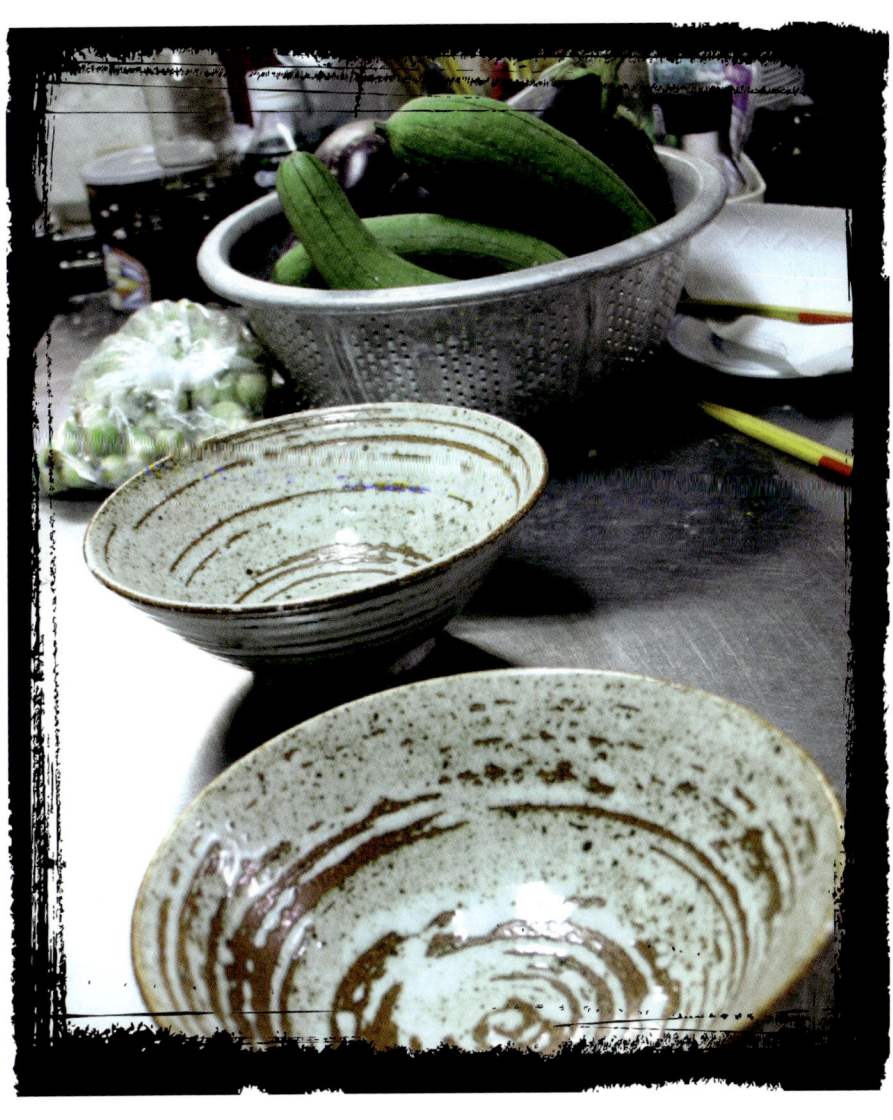

Auf Okinawa fließt viel Liebe und Aufmerksamkeit nicht nur in die Zubereitung der Mahlzeiten, sondern auch in die Produktion und Beschaffung der benötigten Zutaten. Gemüse, Meeresfrüchte, Tofu … alles, was auf den Tisch kommt, ist mehr oder weniger aus eigener Ernte, Sammlung und Herstellung. Da ist es nur natürlich, wenn die Menschen einen großen Respekt vor dem haben, was am Ende an kulinarischen Köstlichkeiten liebevoll in Schälchen drapiert vor ihnen steht.

Wir müssten zaubern können, um das, was auf der Insel Monate in Anspruch nimmt, an einem Wochenende hinzukriegen. Und so wählen wir den zweitbesten Weg – vielleicht werden wir damit nicht hundert, aber 95 ist schließlich auch ein Wort: Wir wählen die Zutaten für unsere Rezepte mit besonderer Sorgfalt aus. Der Samstagvormittag ist dem Einkaufen gewidmet. Nur die Zutaten aus dem Asia-Markt oder Japan-Laden sollten Sie schon im Haus haben, damit das Ganze nicht in einen stressigen Besorgungsmarathon ausartet. Nehmen Sie sich den Vormittag Zeit, um in aller Ruhe über den Markt zu bummeln und das Obst, Gemüse und die anderen benötigten Zutaten auszuwählen. Halten Sie außerdem Ausschau nach einer ganz besonders exquisiten Frucht, die Sie speziell anspricht. Auch die kommt in den Einkaufskorb. Und nutzen Sie die Gelegenheit für das eine oder andere Schwätzchen und dazu, mal hier und mal dort ein Häppchen zu probieren. Leben auf Okinawa-Art!

>>Die Alten von Okinawa gehen nicht in den Supermarkt
und kaufen einmal im Monat alle Lebensmittel auf einmal ein
Sie gehen zum Markt und schauen sich diese eine Frucht an,
stellen Fragen dazu und kaufen sie. Und sie essen sie noch am selben Tag.<<

Miguel da Luz

東 Die zwei Unverzichtbaren

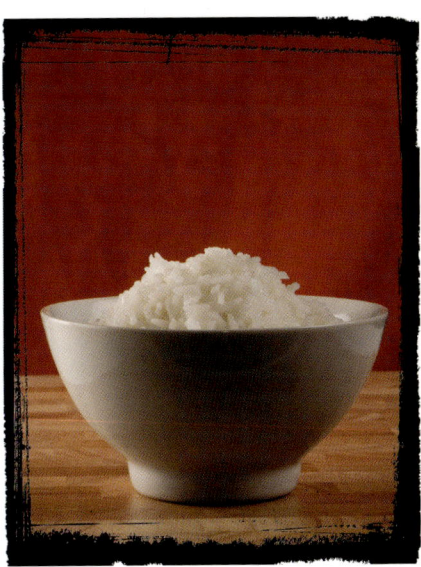

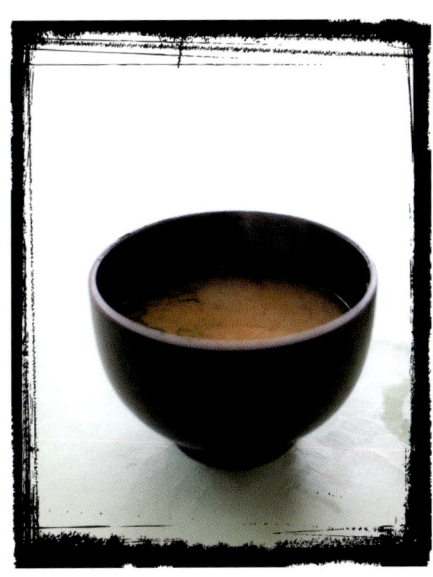

Reis ...   ... und Miso-Suppe

Beim Reis hat die weiße, geschälte Variante mittlerweile auch in der traditionellen Küche die braune, ungeschälte abgelöst: Viele alte Leute sagen, dass sie in den schlechten Zeiten von letzterer so viel gegessen haben, das sie sie einfach leid sind.

Vom gesundheitlichen Wert ist und bleibt ungeschälter Reis dennoch der Empfehlenswertere. Er enthält nicht nur komplexere Kohlenhydrate, sondern auch wesentlich mehr Vitamine, Mineral- und Ballaststoffe.

Wie im übrigen Japan wird auch auf Okinawa ausschließlich Klebreis verwendet, der sehr viel leichter mit Stäbchen zu essen ist.

Sie brauchen kein Kochkunstler zu sein, um anhand der vorgeschlagenen Rezepte auf Okinawa-Art zu kochen. Es geht einfach zu in der Küche der Langlebigen. Dafür ist alles frisch und knackig und herrlich leicht.

Kochanleitung:

- Reis in ein Sieb geben (1/2 Tasse pro Person) und in einer Schüssel mit kaltem Wasser schwenken. Vorgang mehrmals mit frischem Wasser wiederholen, um alle überschüssige Stärke abzuwaschen. Reis nach dem Waschen abtropfen und mindestens 30 Minuten ruhen lassen.
- Reis in einen Reiskocher oder Topf mit schwerem Boden geben. Knapp mit Wasser bedecken, nicht salzen.
- Zum Kochen bringen, Deckel schließen und auf kleiner Stufe 15 Minuten köcheln lassen.
- Herd ausschalten und Reis noch einmal 10 Minuten lang mit geschlossenem Deckel quellen lassen.

Wenngleich wir auf Okinawa die besten, vielfältigsten und frischesten Sushi und Sashimi unseres Lebens gegessen haben, findet man die beliebten Klassiker der japanischen Küche in der traditionellen Ernährung des Archipels nicht. Dennoch gibt es zwei Dinge, die auf Okinawa wie im übrigen Japan bei keinem Essen fehlen: Eine Schale Reis und eine klare Brühe, die entweder mit Miso-Paste oder Bonitoflocken (Katsuo-bushi) und Kombu-Algen gewürzt ist. Letztere Variante heißt Dashi.

Miso ist eine sehr proteinreiche Fertigpaste aus fermentierten Sojabohnen, Reis oder Gerste, Salz und Wasser. Es gibt im Wesentlichen drei verschiedene Zubereitungsformen: Helles Miso (Shiromiso) ist mild und leicht süßlich, dunkles Miso (Akamiso) dagegen oft sehr salzig. Am universellsten einsetzbar ist Awase miso, eine Mischung aus beiden, die für die klassische Miso-Suppe am besten geeignet ist.

Bonitoflocken für Dashi sind auf den Märkten Okinawas frisch erhältlich, hierzulande bleibt uns leider keine andere Wahl, als auf getrocknete Ware zurückzugreifen. Die gibt's im Asia-Markt zu kaufen. Bonitoflocken geben nicht nur der Dashi-Brühe ihren typischen Geschmack, sondern werden in der okinawischen Küche generell gern zum Würzen verwendet.

● Dashi-Brühe

Zutaten:

1 l Wasser
5 × 10 cm Kombu
20 g Bonitoflocken

Die schnelle Alternative:

Im Asia-Markt gibt es Instant-Dashi-Pulver. Einfach in Wasser einrühren, fertig.

Zubereitung:

Wasser in einen Topf geben, Kombu-Stücke mit einem feuchten Tuch säubern und hinzufügen. Das Ganze bei schwacher Hitze ca. 15 Minuten lang langsam erwärmen, dann auf die größte Stufe stellen. Kurz bevor das Wasser zu kochen beginnt, die Kombu-Stücke entfernen. Hitze wieder reduzieren, die Bonitoflocken hinzufügen und 1–2 Minuten ziehen lassen. Den Topf vom Herd nehmen, warten, bis die Flocken zu Boden gesunken sind und dann abseihen.

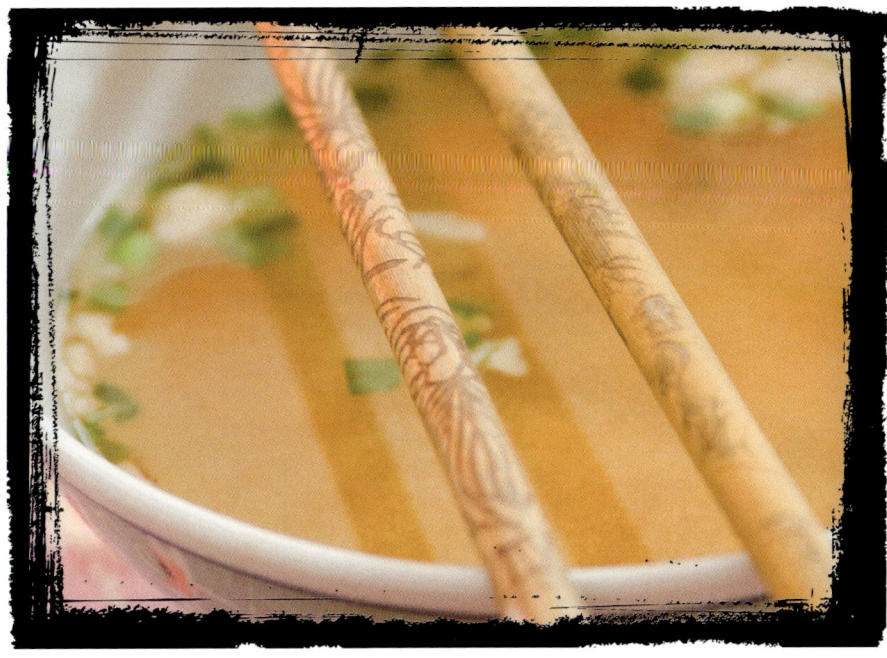

Tipp:

Bonitoflocken nicht wegwerfen. Sie können sie für eine schwächere Brühe ein zweites Mal verwenden.

● Miso-Suppe

Zutaten:

800 ml heiße Dashi-Brühe
etwa 4 EL Awase-miso

Zubereitung:

Miso-Paste mit etwas Brühe verflüssigen und dann in die heiße Suppe einrühren. Nicht mehr kochen lassen, denn das würde das Aroma zerstören.

Die vielen Schälchen klare Brühe, die man auf Okinawa täglich trinkt, sorgen nicht nur dafür, dass die durchschnittliche Kaloriendichte der verzehrten Nahrung sinkt und man schneller satt wird, sondern schlagen auch in der Flüssigkeitsbilanz positiv zu Buche. Und außerdem wird zusätzlich viel getrunken. Gekühltes stilles Wasser fehlt bei keiner Mahlzeit (in Restaurants wird es kostenlos serviert), und es gibt Tee, jede Menge Tee. Auf diese Weise fällt es leicht, die empfohlenen zwei Liter Flüssigkeit am Tag zu sich zu nehmen.

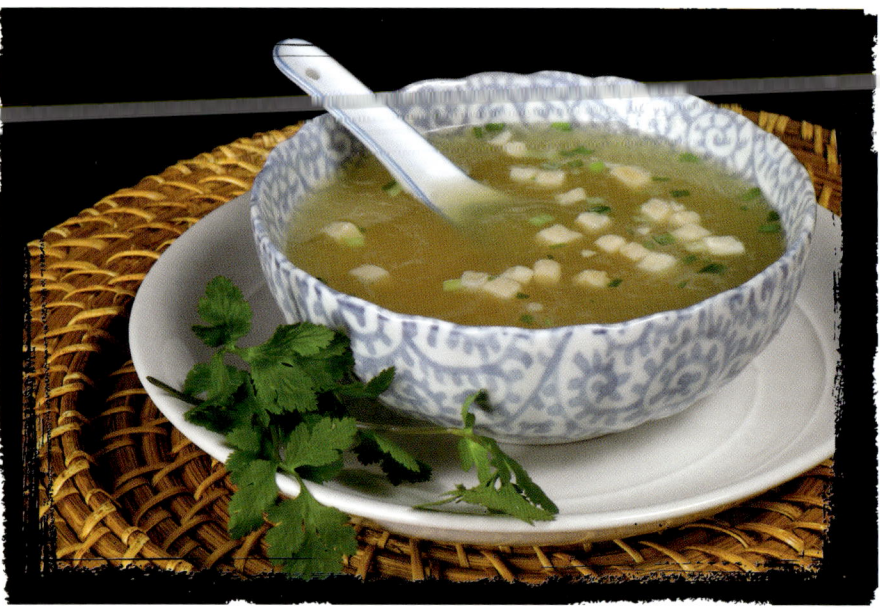

姐 Frühstück

Auch im modernen Okinawa gibt es Leute, die morgens im westlichen Stil mit Kaffee, Cornflakes und Müsli frühstücken, traditionell aber wird morgens nicht viel anders gegessen als zu den übrigen Mahlzeiten auch: Die meisten starten mit Miso-Suppe, einer Schale Reis und ein paar »Pickles«, sauer eingelegtem Obst oder Gemüse, in den Tag. Manchmal gibt es dazu auch ein Stückchen gegrillten Fisch.

Für den europäischen Gaumen ist diese Art des Frühstücks gewöhnungsbedürftig. Für alle, die das Experiment nicht wagen möchten, empfehlen wir für den Samstag- und Sonntagmorgen einen frischen Obstsalat aus tropischen Früchten mit etwas Joghurt und Vollkornflocken als gesunde Alternative.

Und wer es authentisch mag, serviert dazu jede Menge Grün- oder Jasmintee als lebensverlängernden Muntermacher.

»Pickles« sind geschmacklich durchaus mit Essiggurken, Silberzwiebeln & Co. vergleichbar. Diese bieten eine gute Alternative, wenn sie ein traditionelles okinawisches Frühstück probieren möchten, ohne lange nach den Zutaten suchen zu müssen.

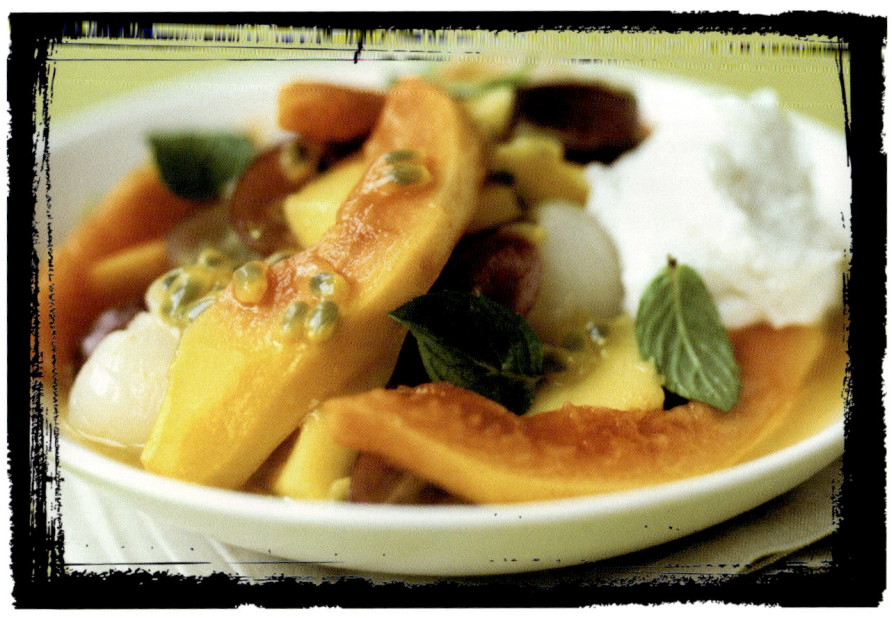

● **Obstsalat aus tropischen Früchten**:

Zutaten:

(für 2 Personen):

1 reife Mango
1 Kaki
½ kleine Honigmelone
1 Handvoll kernlose Trauben
Saft von 1 Orange und 1 Limette

Pro Person

1 Becher fettarmer Kuhmilch- oder Sojajoghurt
1 TL Rohrohrzucker
2 EL Vollkornflocken

Zubereitung:

Mango schälen und Fruchtfleisch vom Kern lösen. Kaki schälen. Mit einem Esslöffel Kerne aus der Honigmelone schaben und Schale entfernen. Alles Obst in mundgerechte Stücke schneiden, mit den Trauben in einer Schüssel vermischen und den Orangen- und Limettensaft darübergießen.

Joghurt mit Rohrohrzucker süßen und als Dressing über den Obstsalat geben.

Vollkornflocken darüberstreuen und gleich servieren.

Tipp:

Je reifer die Frucht, desto besser schmeckt sie!

Kakis sind ein typisches Okinawa-
Obst. Sie schmecken nicht nur
gut, sondern sind auch absolute
Vitamin-Bomben: Eine einzige
Frucht deckt fast den gesamten
Tagesbedarf an Vitamin
A und C.

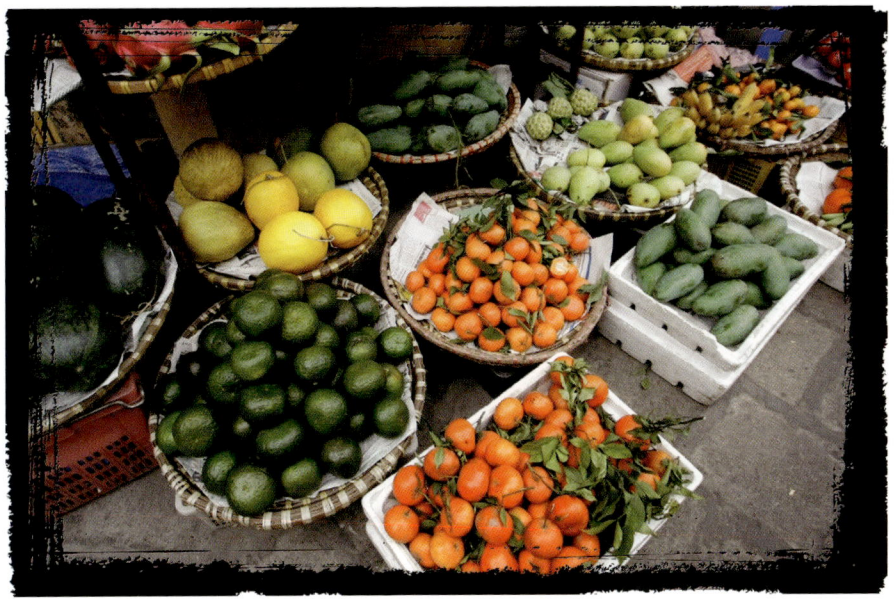

Tipp:

Besonders gut schmeckt der Obstsalat, wenn die Früchte gekühlt sind.

Als Alternative oder Ergänzung zu den genannten Früchten können Sie auch Ananas, Aprikosen, Pfirsiche, Papayas und Mandarinen verwenden.

请 Zweimal Mittag- und einmal Abendessen

Auch bei dem typisch okinawischen Mittagsmahl begegnen wir den zwei Unverzichtba-ren: Es wird immer eine Schale Reis und eine klare Suppe mit diversen Einlagen serviert.

● Einlagen für Dashi oder Miso-Suppe

Zutaten:

50 g fein gewürfelter Tofu und 5 g Wakame-Seetang
50 g Süßkartoffeln oder »normale« Kartoffeln
Dashi-Brühe
5 g Wakame-Seetang
Frische Spinat- oder Kopfsalatblätter
1 mittelgroße Karotte
Chinakohl
Frühlingszwiebeln, Schnittlauch, Staudensellerie, Koriander oder Beifuß zum Garnieren

Zubereitung:

Tofu und Wakame ein paar Minuten in Wasser einweichen und in mundgerechte Stücke schneiden, Kartoffeln schälen, würfeln und in Dashi-Brühe garen. Spinat- oder Kopfsalat blätter mit heißer Brühe übergießen, nicht kochen! Karotte in feine Würfel schneiden und in Dashi-Brühe bissfest kochen, Chinakohl schneiden und ebenfalls kurz in Brühe garen.

Zum Garnieren fein geschnittene Frühlingszwiebeln, Schnittlauchröllchen, fein gehackter Staudensellerie, Koriandergrün (passt gut zu Karotte) oder Beifuß (Huchiba) verwenden.

Würzmittel zur Variation der
Brühen sind Sojasoße, Seven-
Spice-Pulver aus dem Asia-Markt
und Chili-Pulver. Auf Okinawa
wird auch gern etwas Awamori
(okinawischer Sake) zum Aroma-
tisieren verwendet. Ebenfalls gut,
wenn vorsichtig dosiert, ist Mi-
rin, ein süßer japanischer Reiswein, der nur zum Kochen verwendet wird.

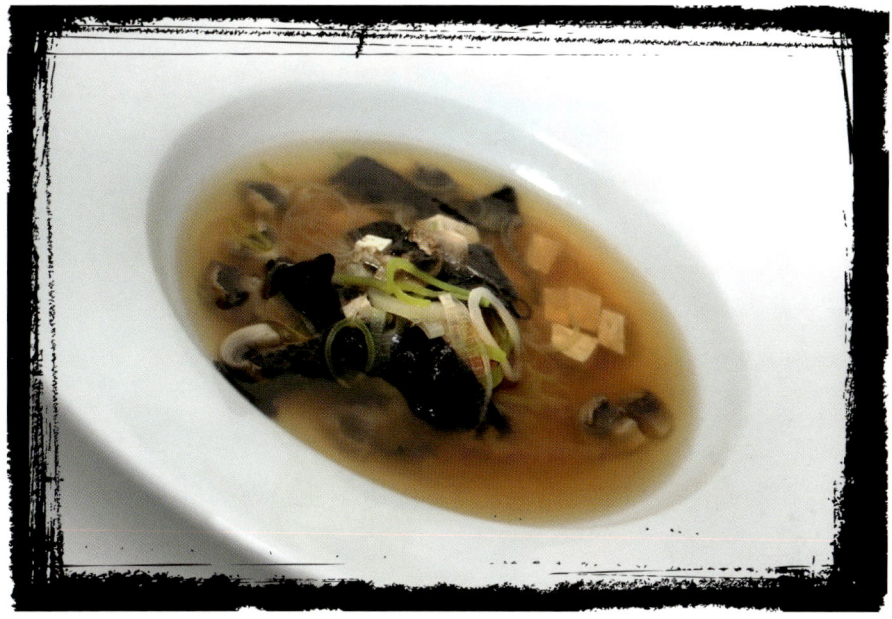

Tipp:

Streuen Sie klein gehackte, getrocknete Nori-Algen auf den Reis. Das sieht nicht nur gut aus, sondern wertet ihn zusätzlich mit einer Portion Mineralstoffe auf.

Dazu gibt es als Hauptgericht Chanpuru, das okinawische Nationalgericht: Eine gemischte Wok-Pfanne, die es in unzähligen Variationen gibt. Hauptzutaten sind meist Tofu und Gemüse nach Saison. Gelegentlich findet auch etwas Schweinefleisch oder Thunfisch Verwendung.

● Variante 1: Goya Chanpuru

Dies ist der Klassiker unter den Chanpurus. Achtung! Goya hat einen bitteren, gewöhnungsbedürftigen Geschmack. Weniger Experimentierfreudige können sie durch Zucchini ersetzen.

Zutaten:

(für 2 Personen)

½ Goya
150 g fester Tofu
80 g mageres Schweinefleisch
2 Eier
1 Hauch Rapsöl zum Einfetten des Wok
Salz und Sojasoße nach Geschmack
Bonitoflocken zum Bestreuen

Zubereitung:

Goya längs halbieren, die Kerne mit einem Löffel herausschaben und wegwerfen. Goya mit Salz bestreuen und 30 Minuten ziehen lassen, um den bitteren Geschmack zu mildern. Danach gut unter klarem Wasser abspülen und in feine Streifen schneiden.

Tofu mit Küchenkrepp trocken tupfen und in Würfel schneiden. Schweinefleisch ebenfalls würfeln.

Einen Hauch Rapsöl im Wok schwenken. Goya und Fleisch unter ständigem Wenden braten, bis das Gemüse anfängt, weich zu werden. Tofu zufügen und leicht anbräunen. Die Eier mit einer Gabel aufschlagen und über das Chanpuru gießen. Mit Salz und Sojasoße abschmecken, Bonitoflocken darüberstreuen und sofort servieren.

Tipp:

Statt Schweinefleisch können Sie auch Huhn oder Pute verwenden oder für eine vegetarische Variante das Fleisch durch eine grob gewürfelte Zwiebel ersetzen.

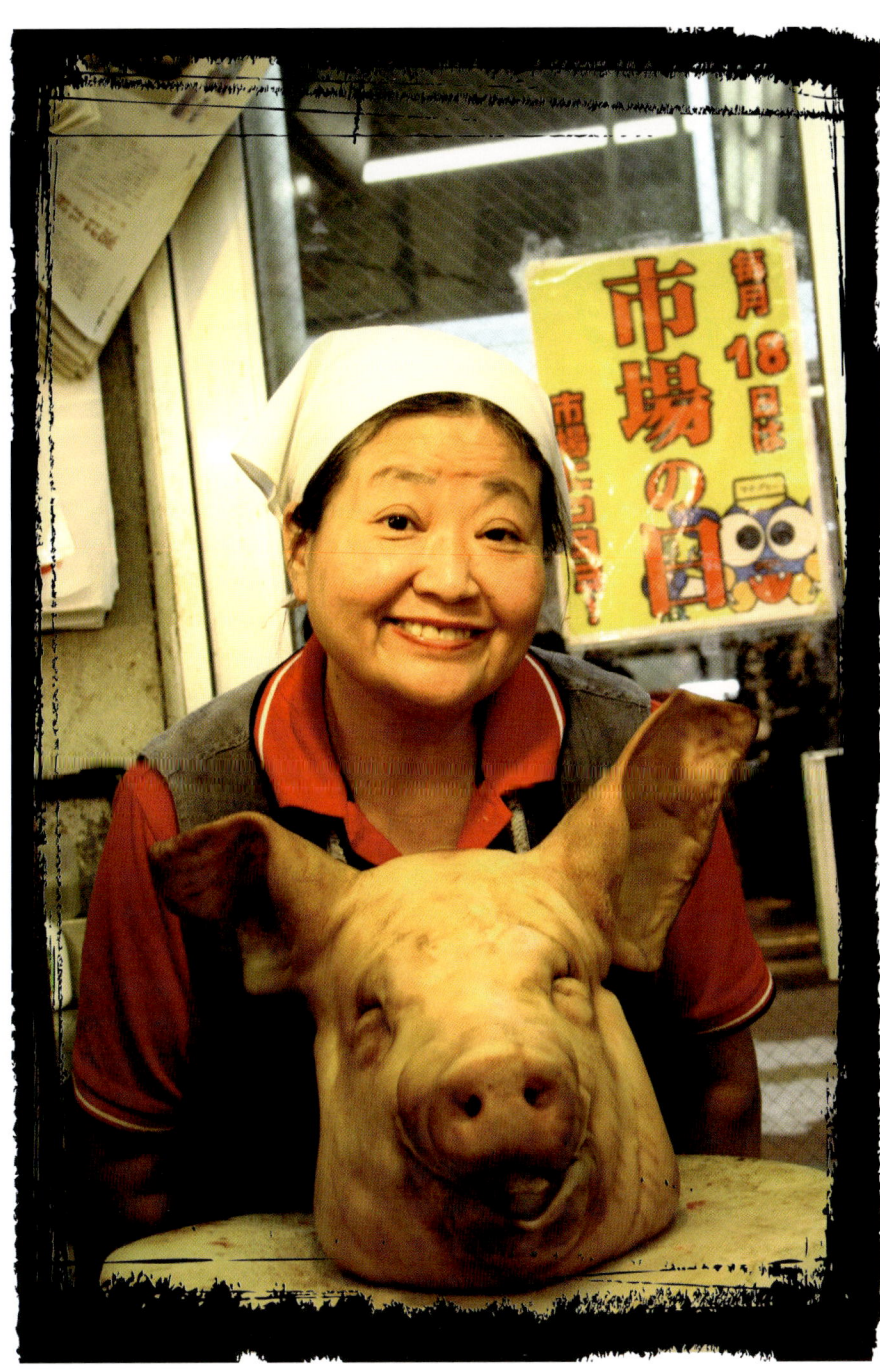

● Variante 2: Papaya Chanpuru

Zutaten:

(für 2 Personen)

1 grüne Papaya
2 mittelgroße Karotten
1/4 Sellerieknolle
80 g im eigenen Saft gegarter Thunfisch aus der Dose
1 Hauch Rapsöl zum Einfetten des Wok
Sojasoße, Salz und Chili-Pulver nach Geschmack
Fein gehackte Frühlingszwiebeln zum Bestreuen

Zubereitung:

Papaya längs halbieren und die Kerne entfernen. Papaya, Karotten und Sellerie schälen, in feine Streifen schneiden. Wok mit einem Hauch Rapsöl einfetten und das Gemüse unter ständigem Wenden bissfest garen. Thunfisch in kleine Stücke zerpflücken, unterheben und miterhitzen. Chanpuru mit Sojasoße, Salz und Chili-Pulver abschmecken und mit Frühlingszwiebeln bestreuen.

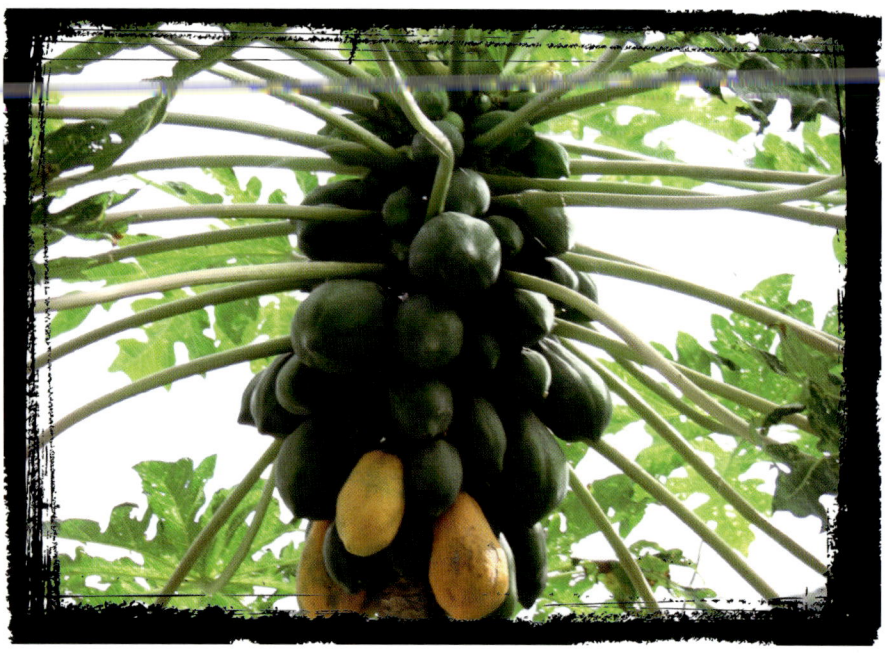

● Variante 3: Chanpuru East-West

Im Rahmen unseres Okinawa-Wochenendes empfehlen wir dieses Gericht nicht als Mittagessen, sondern als leichtes Abendessen für den Einstieg am Freitag: Die Zutaten für das Rezept sind überall erhältlich, sodass vor dem Einkaufsbummel am Samstag keine großen Besorgungen notwendig sind. Sollten Sie nicht dazukommen, Miso-Paste oder Bonitoflocken zu besorgen, können Sie sich für den ersten Abend mit Instant-Gemüsebrühe oder zur Hälfte mit Wasser verdünntem Fisch- bzw. Gemüsefond aus dem Glas behelfen.

Zutaten:

(für 2 Personen)

Ca. 200–300 g Saison-Gemüse aus lokalem Angebot (geputzt gewogen)
150 g fester Tofu
1 Hauch Rapsöl zum Einfetten des Wok
Sojasoße, Salz und Chili-Pulver nach Geschmack
Fein gehackte frische Kräuter zum Bestreuen

Zubereitung:

Als Saisongemüse sind zum Beispiel Karotten, Lauch, Chinakohl, frische Spinatblätter, Zuckerschoten, grüne Bohnen, Erbsen, Brokkoli und Blumenkohl geeignet. Gemüse schälen und fein schneiden bzw. in kleine Röschen teilen und im leicht eingeölten Wok unter ständigem Wenden bissfest garen. Tofu würfeln, hinzufügen und goldbraun braten. Wenn Sie Spinat verwenden: Blätter grob hacken und zuletzt hinzufügen. Chanpuru mit Sojasoße, Salz und Chili abschmecken. Mit Kräutern (beispielsweise glatte Petersilie, Dill, Schnittlauch) bestreuen.

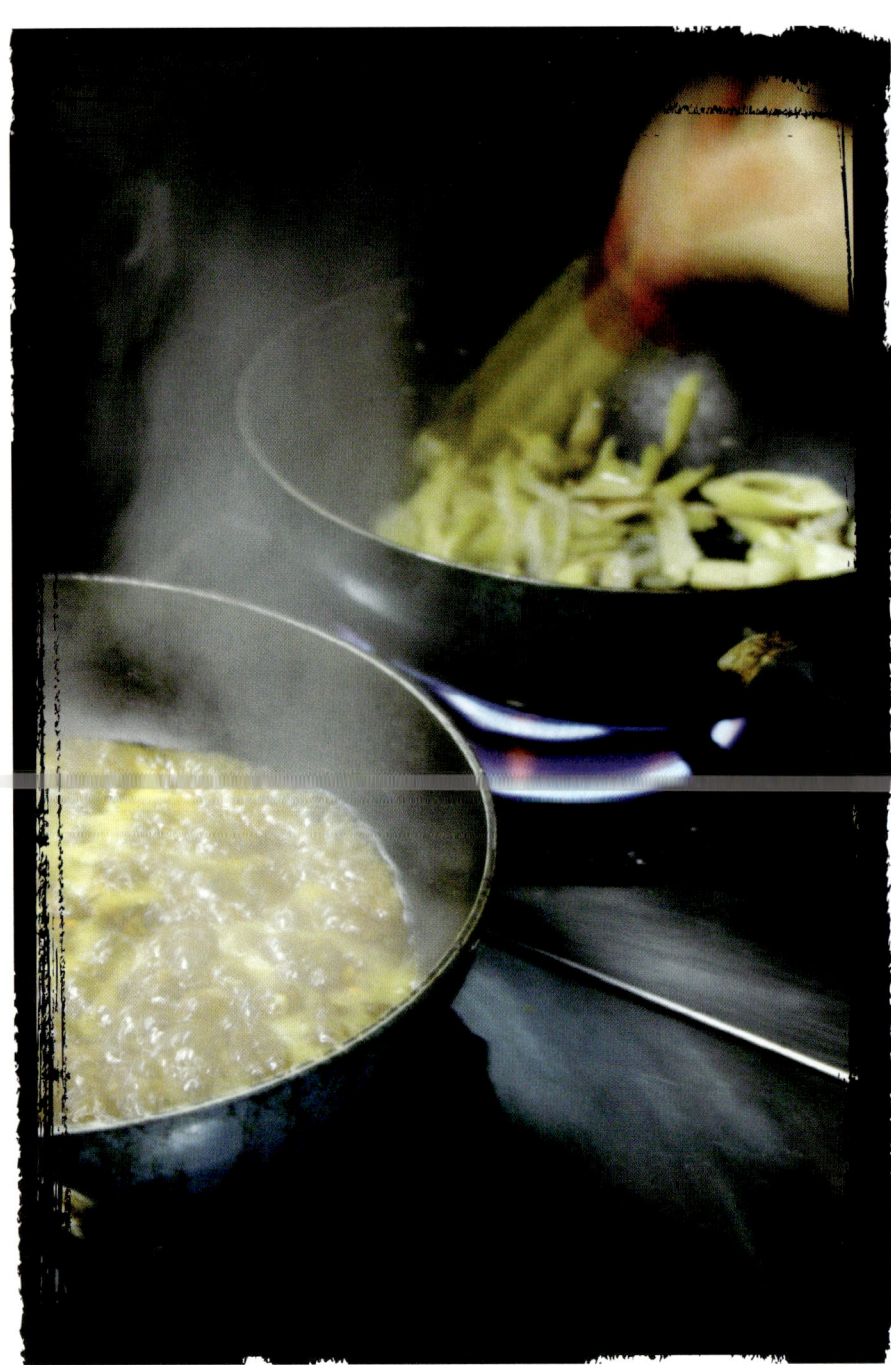

東 Die Soba-Suppen-Party am Samstagabend

Neben dem allgegenwärtigen Chanpuru sind Soba-Nudeln aus dem okinawischen Speiseplan nicht wegzudenken. Sie gelten als Nahrung nicht nur für den Körper, sondern auch für die Seele. Serviert man dazu – wie wir es vorhaben – viele kleine Schälchen mit den unterschiedlichsten Zutaten, wird daraus ein richtiges Festessen. Genau das Richtige für Sie und Ihre Freunde! Und vergessen Sie nicht, Ihren Ahnen in der Galerie eine kleine Kostprobe abzugeben …

Zutaten:

(für 2 Personen)

Für die Soße
100 ml Sojasoße
100 ml Mirin-Reiswein
200 ml Wasser
20 g Bonitoflocken
150 g weißfleischiges Fischfilet,
etwas Dashi-Brühe zum Garen des Fischs
2 Eier, etwas Salz
fertige Kamaboko-Fischpastete und
Gemüse-Tempura aus dem Asia-Markt
ca. 800 ml Dashi-Brühe
150 g Soba-Nudeln

Gewürze & Garnituren:

frischer geriebener Ingwer
Chili-Pulver
Seven-Spice-Pulver
geröstete Sesamsamen
gehackte Beifußblätter
fein geschnittene Frühlingszwiebeln

Auch für die Soba-Suppen-Party haben wir alle Zutaten für zwei Personen berechnet. Wenn Sie mehr Leute zu Tisch bitten, können Sie die Mengen einfach hochrechnen.

Zubereitung:

Zuerst für die Soße alle Zutaten vermischen, auf niedriger Hitze im offenen Topf etwa 5 Minuten köcheln lassen. Nach dem Abkühlen in ein kleines Servierkännchen umfüllen.

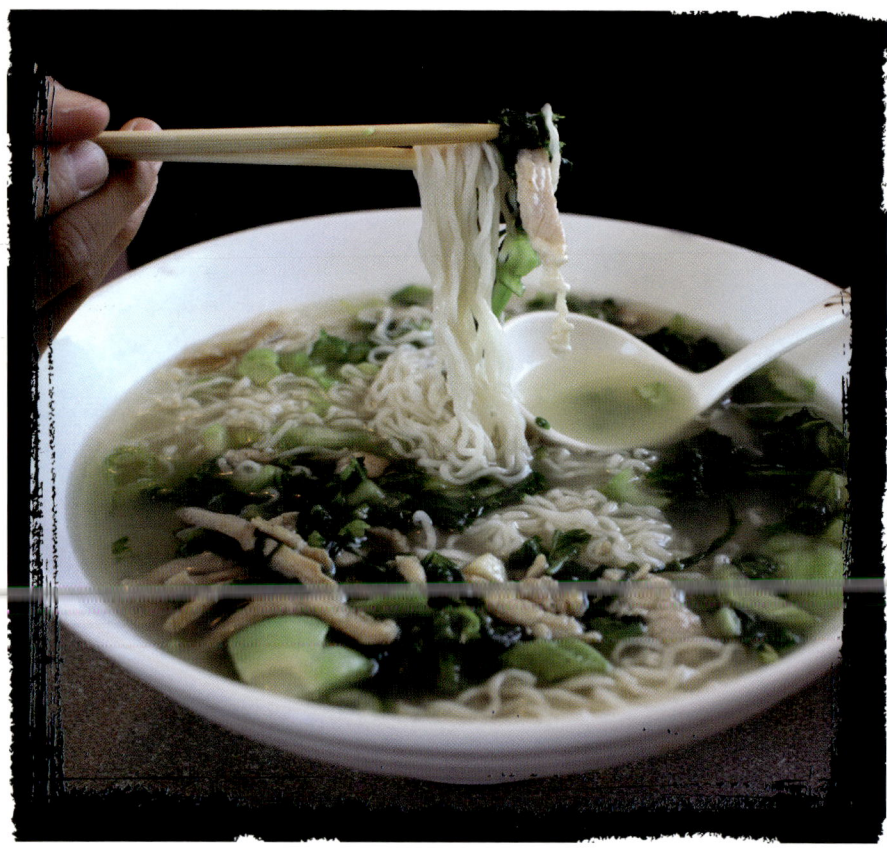

Fischfilet in kleine Stücke teilen, ganz kurz in der Dashi-Brühe garen und mit dem Schaumlöffel herausheben. Eier mit der Gabel verquirlen, leicht salzen, in einer kleinen beschichteten Pfanne zu einem festen Rührei verarbeiten und in mundgerechte Stücke schneiden. Kamaboko-Fischpastete und Gemüse-Tempura gegebenenfalls auftauen lassen, Fischpastete in Scheiben schneiden.

Alle Zutaten, Gewürze und Garnituren in kleinen Schälchen anrichten und auf dem Tisch bereitstellen.

Dashi-Brühe heiß auftragen und am besten auf einem Stövchen warm halten.

Soba-Nudeln nach Packungsanweisung kochen, unter kaltem Wasser abspülen, gut abtropfen lassen und auf einer Platte anrichten.

Am Tisch gibt jeder Gast zunächst eine Portion Soba-Nudeln in seine Suppenschale und arrangiert dann darauf ganz nach Geschmack die anderen Zutaten. Zuletzt wird die Brühe darübergelöffelt.

Am besten legen Sie für jeden Gast eine große Stoffserviette bereit, denn gegessen wird (natürlich!) mit Stäbchen. Und die Suppe wird am Ende direkt aus der Schale getrunken.

Und zum Dessert verwöhnen Sie Ihre Gäste mit einer Auswahl tropischer Früchte: Ananas, Drachenfrüchte, Lychees, Mangos … Schauen Sie einfach, welches Obst Sie auf dem Markt besonders anspricht.

际 Abendessen am Sonntag

● Süßkartoffel-Risotto Ogimi-Style

Zutaten:

(für 2 Personen)

2 getrocknete Shiitake-Pilze
1 mittelgroße Süßkartoffel
1 Karotte
1 Tasse Reis
150 g Süßkartoffelblätter oder Spinat
ca. 300 ml Dashi-Brühe
1 EL Awase-miso
1 EL Sojasoße
2½ EL Kudzu-Pulver
1 TL Ukon (Kurkuma)

Zubereitung:

Zuerst die Shiitake-Pilze etwa 15 Minuten in Wasser einweichen. Währenddessen die Süß-kartoffel schälen, würfeln und über Dampf bissfest garen. (Wenn Sie keinen Dampfeinsatz haben: im geschlossenen Topf in etwas Dashi-Brühe kochen.) Pilze abgießen, auf Küchen-krepp abtropfen lassen und in feine Streifen schneiden.

Karotte schälen und ebenfalls in feine Streifen schneiden. Süßkartoffel- oder Spinatblätter fein hacken.

Pilze, Karottenstreifen und Reis in die kochende Dashi-Brühe geben, und die Hitze sofort auf die kleinste Stufe zurückschalten. Süßkartoffelwürfel und -blätter bzw. Spinat unter-heben. Miso mit etwas Dashi-Brühe anrühren und zusammen mit der Sojasoße vorsichtig in das Risotto einarbeiten. In einer kleinen Rührschüssel Kudzu-Pulver mit Ukon in 3 Ess-löffel Wasser zu einer dicklichen Masse rühren und gleichmäßig unter das Risotto heben.

Heiß servieren.

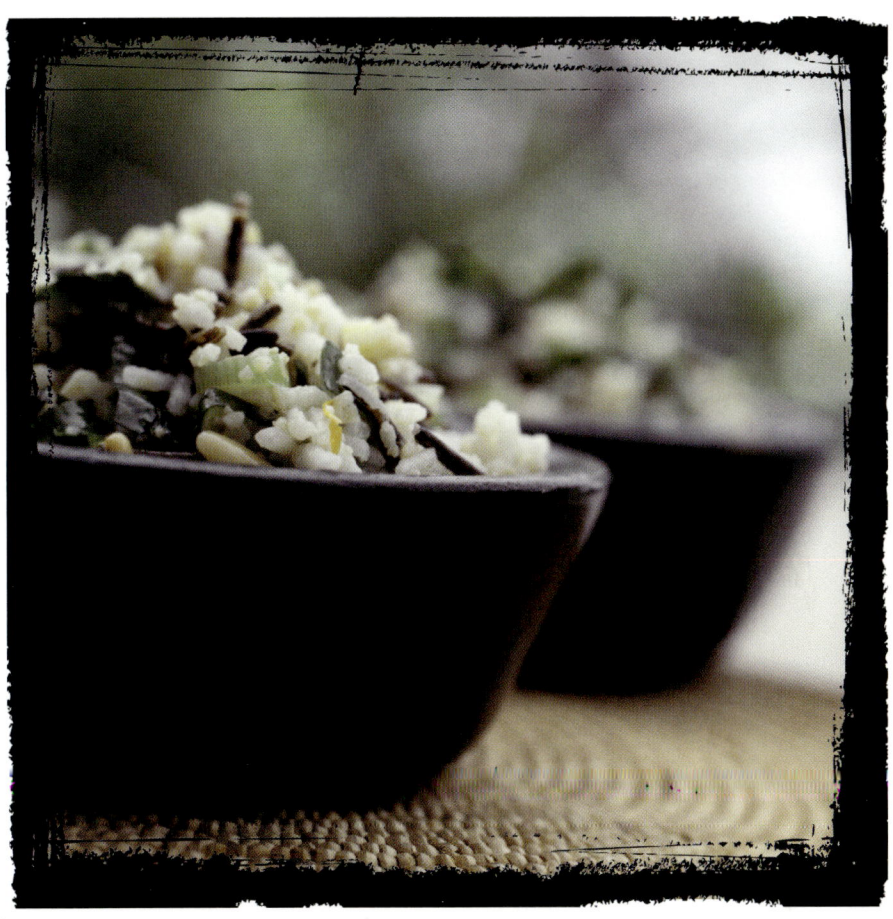

Tipp:

Wenn das Risotto zu fest ist, einfach etwas heiße Dashi-Brühe hinzufügen.

● Und dazu gibt es einen Wakame-Spargel-Salat

Zutaten:

(für 2 Personen)

3 EL getrocknete Wakame-Flocken
ca. 200 g grüner Spargel
2 EL Sojasoße
2 EL Reisessig
½ TL Rohrohrzucker

Zubereitung:

Wakame 15 Minuten in Wasser einweichen, auf Küchenkrepp abtropfen lassen. Vom Spargel die holzigen Enden abschneiden, die Stangen in ca. 1 Zentimeter lange Stücke schneiden und über Dampf oder in wenig Wasser bissfest garen.

In einer Salatschüssel Sojasoße mit Reisessig und Zucker vermischen. Wakame und Spargel dazugeben und gut mit dem Dressing vermischen. Gekühlt servieren.

Nicht vergessen: Eine Schale Miso-Suppe gehört mit zum Menü.

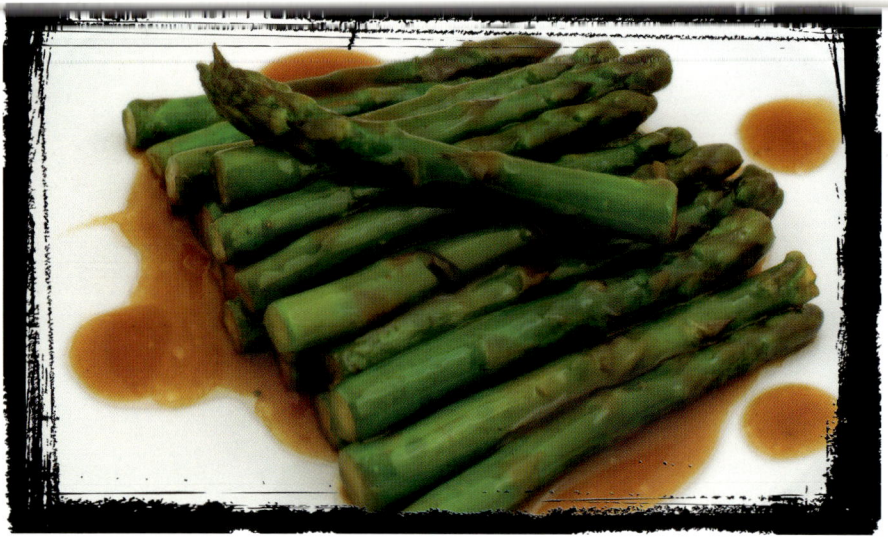

快 Last, but not least: die gesunden Snacks

Am Samstagvormittag gibt es Shiri-shiri – das sind fein geschnittene, rohe Gemüsestreifen – die in Okinawa »Stangen« genannt werden. Shiri-shiri heißen sie wegen des Geräuschs, das Zuckerrohrstangen machen, wenn sie im Wind aneinanderreiben. Für ein Plus an Geschmack sorgt ein Dip aus Sojasoße und etwas Wasabi-Paste. Letztere wird aus einer ziemlich scharfen Rettichart hergestellt und ist fertig im Asia-Markt erhältlich. Die Dosierung ist Geschmackssache: Manchen genügt eine Messerspitze auf einen Esslöffel Sojasoße, andere mögen einen ganzen Teelöffel. Warnhinweis: Niesanfälle können nicht ausgeschlossen werden! Legen Sie zur Sicherheit einen dicken Stapel Papierservietten bereit.

An den Nachmittagen ist Teatime: Da wird Jasmintee oder grüner Tee serviert. Auf Okinawa knabbert man dazu ein paar Stücke braunen Rohrohrzucker und erfüllt sich so die Lust auf Süßes. Leider haben wir diese köstlichen, leicht nach Lakritze schmeckenden, bonbonartigen Würfelchen in Deutschland nirgends gefunden. Als Ersatz empfehlen wir bei Gelüsten auf Süßes zwei (aber wirklich nur zwei) Stückchen gute dunkle Schokolade. Wichtig: Nehmen Sie sich Zeit. Gaaaanz langsam genießen!

Und am Sonntagvormittag? Da ist es Zeit, diese eine ganz spezielle Frucht zu kosten, die sie tags zuvor auf dem Markt erstanden haben, weil Ihnen allein bei ihrem Anblick das Wasser im Mund zusammengelaufen ist. Richten Sie sie schön an. Ziehen Sie Ihre Vorfreude noch ein bisschen hinaus und betrachten Sie sie ein Weilchen, bevor Sie sie kosten. Stückchen für Stückchen. Hat Ihnen je eine Frucht so gut geschmeckt?

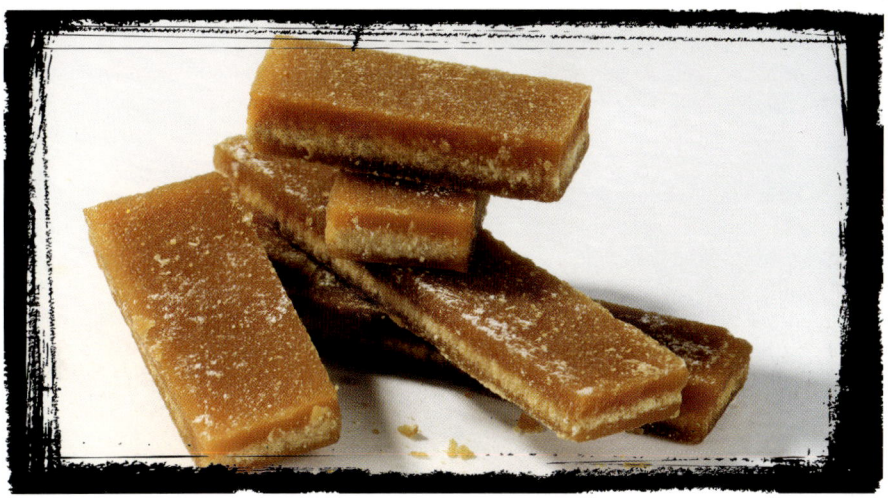

Bewegung ohne Hetze: Das entspannte Aktivitätsprogramm

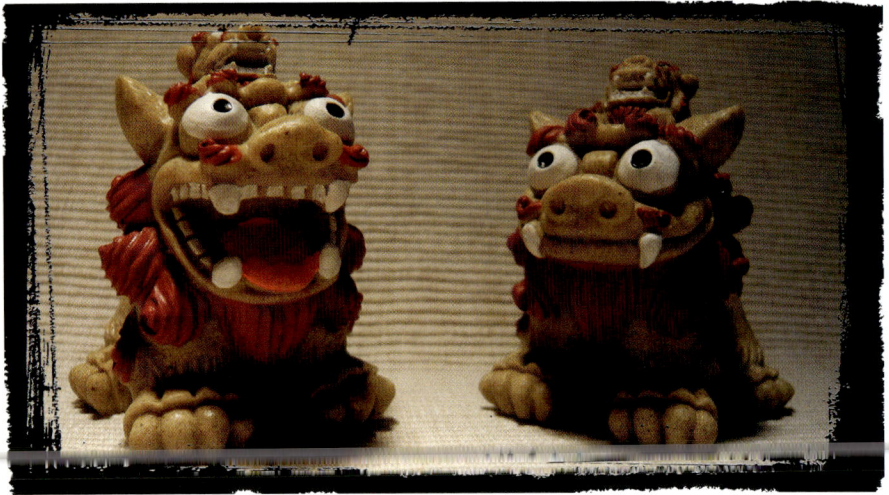

Maskottchen aus Okinawa: Shisa-Löwenhunde

Sie haben es sicher geahnt: Das Okinawa-Wochenende findet nicht auf dem Sofa statt. Bewegung wird großgeschrieben – aber immer mit Gelassenheit und Freude. Das Bewegungsprogramm, das wir hier anbieten, ist als Anregung gedacht und sollte auf keinen Fall in Stress ausarten. Finden Sie eine gute Balance zwischen der natürlichen Bewegungsfreude Ihres Körpers und der Bequemlichkeit Ihres inneren Schweinehunds. Wenn der allzu träge ist, stellen Sie ihm für dieses Wochenende doch einfach zwei aufmunternde Gefährten zur Seite: auf Okinawa kann man keinen Schritt tun, ohne nicht irgendwo ein Paar Shisa-Löwenhunde zu sehen. Sie sitzen an jedem Eingangstor, schauen von Balkonen herunter, zieren Parks und Hausfassaden … Das Weibchen hat das Maul geschlossen, um das Glück in ihrem Inneren zu bewahren. Das Männchen reißt das Maul auf und zeigt die Zähne, um es zu verteidigen. Die beiden machen Laune, finden Sie nicht?

»Das Weibchen hat den Mund zu und das Männchen hat ihn auf?
Bei den Menschen ist es umgekehrt!«, meint Kouki-san,
nser okinawischer Freund, und zeigt grinsend seine Zähne.

民 Start in den Tag

Sobald die Sonne über dem Horizont aufgeht, ist es Zeit, aufzuwachen. Springen Sie nicht sofort aus dem Bett, sondern bleiben Sie noch einen Moment lang liegen. Lassen Sie den gestrigen Tag Revue passieren und begrüßen Sie den neuen Tag, der vor Ihnen liegt. Und dann dehnen und strecken Sie sich ausführlich.

Jetzt kann's losgehen. Auf Okinawa würde Sie jetzt der erste Gang in den Garten führen. Sie haben keinen Garten? Dann heißt es, gute Schuhe anziehen und ein halbes Stündchen in den Park. Wer gerne joggt, kann joggen. Das muss aber nicht sein. Spazieren gehen in strammem Schritt ist vollends genug, um Kreislauf und Stoffwechsel in Gang zu bringen. Und um sich so richtig aufs Frühstück freuen zu können.

Bevor Sie aus dem Haus gehen: Vergessen Sie nicht, in Ihrer Ahnengalerie vorbeizuschauen und Ihre Lieblingsvorfahren zu begrüßen. Und wenn Sie etwas auf dem Herzen haben, sprechen Sie es an. Vielleicht lässt sich ja gemeinsam eine Lösung finden.

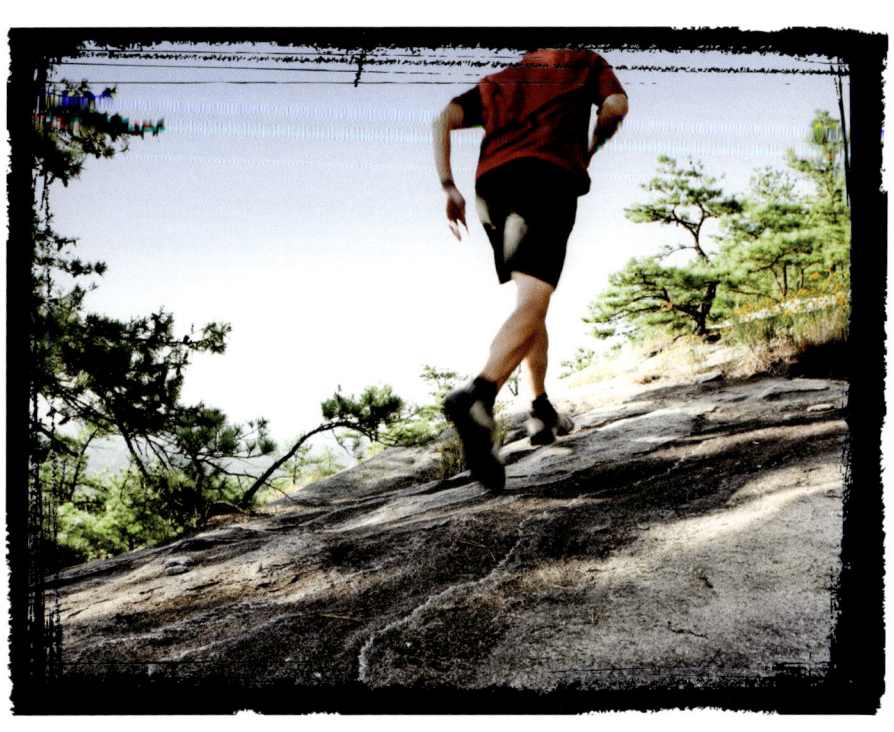

家 Boxen, kicken, hacken

Ein Wochenende reicht natürlich nicht aus, um Sie zum Karate-Profi zu machen, und mit Büchern allein lässt sich die Kampfkunst sowieso kaum vermitteln. Die kleine Bewegungs-sequenz, die wir hier anbieten, kann also nur eine winzige Anregung bieten. Vielleicht bekommen Sie dabei ja Lust, sich gleich am Montag auf die Suche nach einer Karateschule in Ihrer Nähe zu machen.

Wenn Sie Karate lernen möch-ten, empfiehlt es sich, den Lehrer sorgfältig auszuwählen. Das geht nicht ohne Probestunden.

Entscheidend ist nicht nur, wie sympathisch die Leute in einer Schule sind. Wie sagte Higa-sen-sei so schön: »No heart, no kara-te.« Das Wichtigste ist das Herz. Karate erfordert gegenseitigen Respekt. Es ist ein Weg zur cha-rakterlichen Vervollkommnung und keine Hau-drauf-Sportart, die mit militärischem Drill vermit-telt wird.

Bevor Sie am Samstag und Sonntag mit der Zuberei-tung des Mittagessens beginnen, können Sie Ihren Körper mit den folgenden Übungen noch einmal so richtig in Schwung bringen.

Zum Aufwärmen die Gelenke lockern. Erst die Zehen mehrmals strecken und anspannen, dann nacheinander die Fußgelenke, die Knie und die Hüften erst in die eine, dann die andere Richtung kreisen lassen. (Bei den Knien geht das am leichtesten im Sitzen.) Die Arme mehrmals strecken und beugen, die Handgelenke in beide Rich-tungen kreisen lassen und mit den Händen einen imagi-nären Schaumstoffball mehrmals fest zusammenpres-sen. Arme und Handgelenke ausschütteln. Dann die Schultern ein paarmal hochziehen, fallen lassen, vor warts und rückwärts kreisen. Zuletzt den Kopf mehr-mals erst nach links und dann nach rechts kreisen las-sen. (Achtung, den Kopf dabei nur leicht nach hinten neigen und nicht zu weit in den Nacken fallen lassen!)

Zum Abschluss einen Moment lang aufrecht, aber mit lockeren Knien stehen – also nicht zu stark durchstrecken –, die Augen schließen und mehrere Atemzüge lang tief ein- und ausatmen. Jetzt kann's losgehen.

Schattenboxen: Stellen Sie sich locker hin und achten Sie darauf, dass Sie ringsum ge-nug Bewegungsfreiheit haben. Lassen Sie nun in ihrer Fantasie einen Gegner entstehen, mit dem Sie sich im Zweikampf messen wollen. Versuchen Sie, ihn mit schnellen abwech-selnden Fauststößen außer Gefecht zu setzen. Die Ellbogen streifen dabei möglichst dicht am Körper vorbei, die Arme strecken Sie dabei nie ganz durch, sondern lassen die Ellbo-gen immer leicht gebeugt. Zielen Sie zunächst auf die Brust des Gegners und zählen Sie bis zehn. Vergessen Sie das Atmen nicht! Dann weichen Sie den gegnerischen Fauststö-ßen aus, indem Sie in die Kniebeuge gehen. Und schon sind Sie wieder auf den Beinen. Weiter geht's mit abwechselnden Fauststößen, diesmal auf den Kopf. Und wieder auswei-chen. Und wieder Fauststöße. Ein dynamischer Kampf! Mal sehen, wie lange Sie durchhal-ten. Und übrigens: Sie können nur gewinnen!

Bleiben Sie danach aufrecht, aber mit lockeren Knien stehen, schließen Sie die Augen und beobachten Sie Ihren Atem. Spüren Sie, wie er langsam wieder zur Ruhe kommt. Atmen Sie noch mehrmals ruhig tief ein und aus. Dann kann's weitergehen.

Schattenkicken: Stellen Sie sich locker hin und achten Sie darauf, dass Sie ringsum genug Bewegungsfreiheit haben. Lassen Sie vor Ihrem geistigen Auge wieder ihren Gegner entstehen. Diesmal versuchen Sie, ihn mit Tritten gegen die Knie außer Gefecht zu setzen. Fangen Sie mit dem rechten Fuß an: Kick, Fuß kurz wieder aufstellen, kick. Auch hier gilt: Das Knie nie ganz durchstrecken. Zählen Sie bis zehn. Vergessen Sie das Atmen nicht! Dann mit dem linken Fuß: Kick, aufstellen, kick. Wie viele Durchgänge schaffen Sie?

Wenn Sie Ihre Grenze erreicht haben, bleiben Sie wieder aufrecht, aber mit lockeren Knien stehen. Schließen Sie die Augen und beobachten Sie, wie Ihr Atem zur Ruhe kommt. Noch mehrmals ruhig tief ein- und ausatmen. Und auf zur nächsten Übung!

Holzhacken: Stellen Sie sich aufrecht hin, die Beine etwas weiter als hüftbreit auseinander, die Knie locker. Lassen Sie in Ihrer Vorstellung vor sich einen Hackstock entstehen, auf dem ein ziemlich dickes Scheit Holz steht. Halten Sie mit beiden Händen eine imaginäre Axt – wenn Sie die Finger fest ineinander verschränken, fühlt sich das beinahe realistisch an –, führen Sie die Arme hoch über den Kopf und holen Sie aus. Dabei tief einatmen. Mit dem Ausatmen lassen Sie die Axt mit aller Kraft auf das Holzscheit sausen. Dabei die Knie beugen. Einatmen und Arme wieder hochziehen. Ausatmen, der zweite Schlag. Und so weiter und so fort, bis das Holzscheit gespalten ist.

Wieder bleiben Sie aufrecht, aber mit lockeren Knien stehen. Schließen Sie die Augen und beobachten Sie, wie Ihr Atem zur Ruhe kommt. Atmen Sie mehrmals ruhig tief ein und aus.

Dann ist Zeit zum Kochen …

乐 Nach dem Essen: Pause!

Die Rekordsenioren Okinawas sind den ganzen Tag auf den Beinen, aber an ihrer Mittags-ruhe führt kein Weg vorbei. Nach dem Essen ein wenig zu dösen und neue Kraft zu schöp-fen, hilft ihnen, sich zu regenerieren. Lassen Sie sich von dieser Gewohnheit inspirieren. Springen Sie nach dem Essen nicht gleich auf, sondern ziehen Sie sich für eine halbe Stun-de zurück. Legen Sie sich hin und schließen Sie die Augen. Lesen Sie nicht, telefonieren Sie nicht, schauen Sie nicht fern. Genießen Sie die Stille. Tanken Sie Kraft.

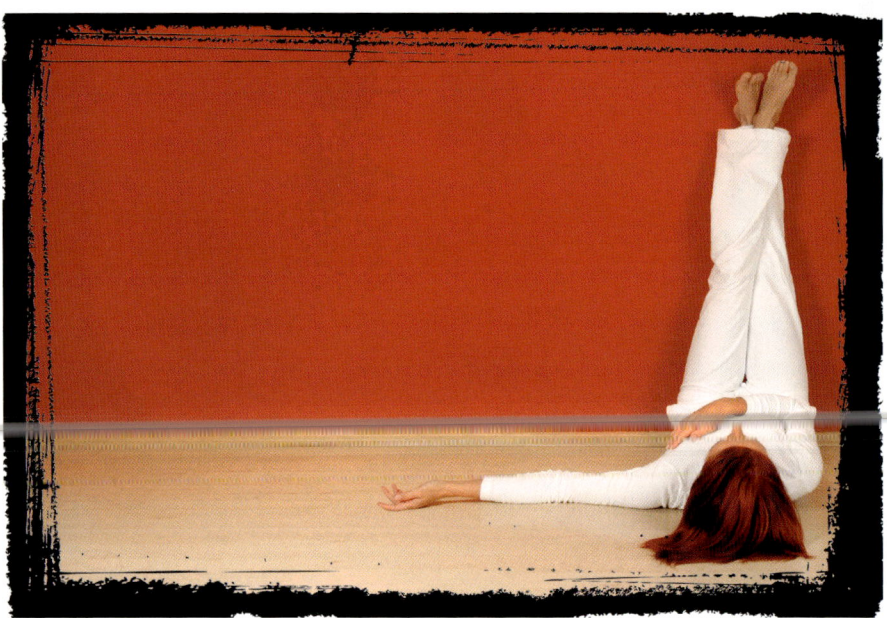

乐 Nach der Teatime: Tanz-Zeit

Musik und Tanz gehören fest zum Alltag der Okinawer und dürfen darum auch bei unse-rem Wochenende nicht fehlen. Legen Sie nach Ihrer kleinen Teezeremonie eine CD mit einem dynamischen Rhythmus auf (es müssen nicht unbedingt Sanshin-Klänge sein). Den Rest übernimmt Ihr Körper. Lassen Sie ihn einfach machen! Er weiß schon, wie er sich zur Musik bewegen will.

际 Abends vor dem Schlafengehen

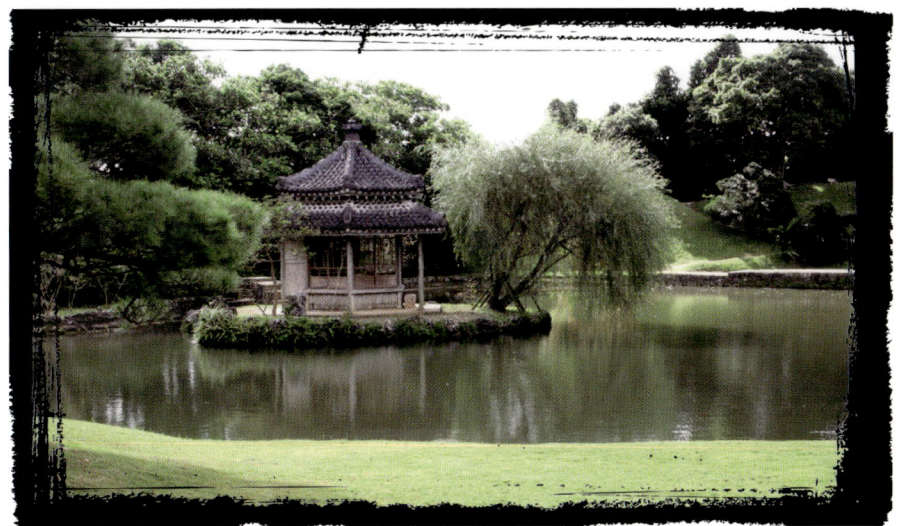

Der letzte Gang des Tages führt die alten Okinawer in ihren Garten, um noch einmal nach dem Rechten zu sehen. Wenn Sie keinen Garten haben, dann besuchen Sie doch einfach einen Baum im Park – einen, der Sie besonders anspricht. Erklären Sie ihn zu Ihrem Lieblingsbaum und schauen Sie täglich, wie es ihm geht. Ein bisschen frische Luft tut gut und lässt Sie (noch) besser schlafen.

Und wenn dann alles erledigt, die Haustür geschlossen und der Futon ausgerollt ist, dann lockern Sie noch einmal die Gelenke. Sie kennen die Übung bereits vom Vormittag: Erst die Zehen mehrmals strecken und anspannen, dann nacheinander die Fußgelenke, die Knie und die Hüften erst in die eine, dann in die andere Richtung kreisen lassen. Die Arme mehrmals strecken und beugen. Die Handgelenke kreisen lassen und mit den Händen einen imaginären Schaumstoffball zusammenpressen. Die Arme und Handgelenke ausschütteln. Dann die Schultern ein paarmal hochziehen, fallen lassen und kreisen. Zuletzt den Kopf mehrmals erst nach links und dann nach rechts kreisen lassen (den Kopf dabei nur leicht nach hinten neigen).

Bleiben Sie noch einen Moment lang aufrecht, aber mit lockeren Knien stehen. Schließen Sie die Augen und atmen Sie mehrmals tief ein und aus. Erst dann legen Sie sich ins Bett.

Lassen Sie vor dem Einschlafen noch einmal den Tag Revue passieren, bevor Sie das Erlebte bewusst in den Hintergrund treten lassen. Jetzt heißt es erst einmal: Gute Nacht!

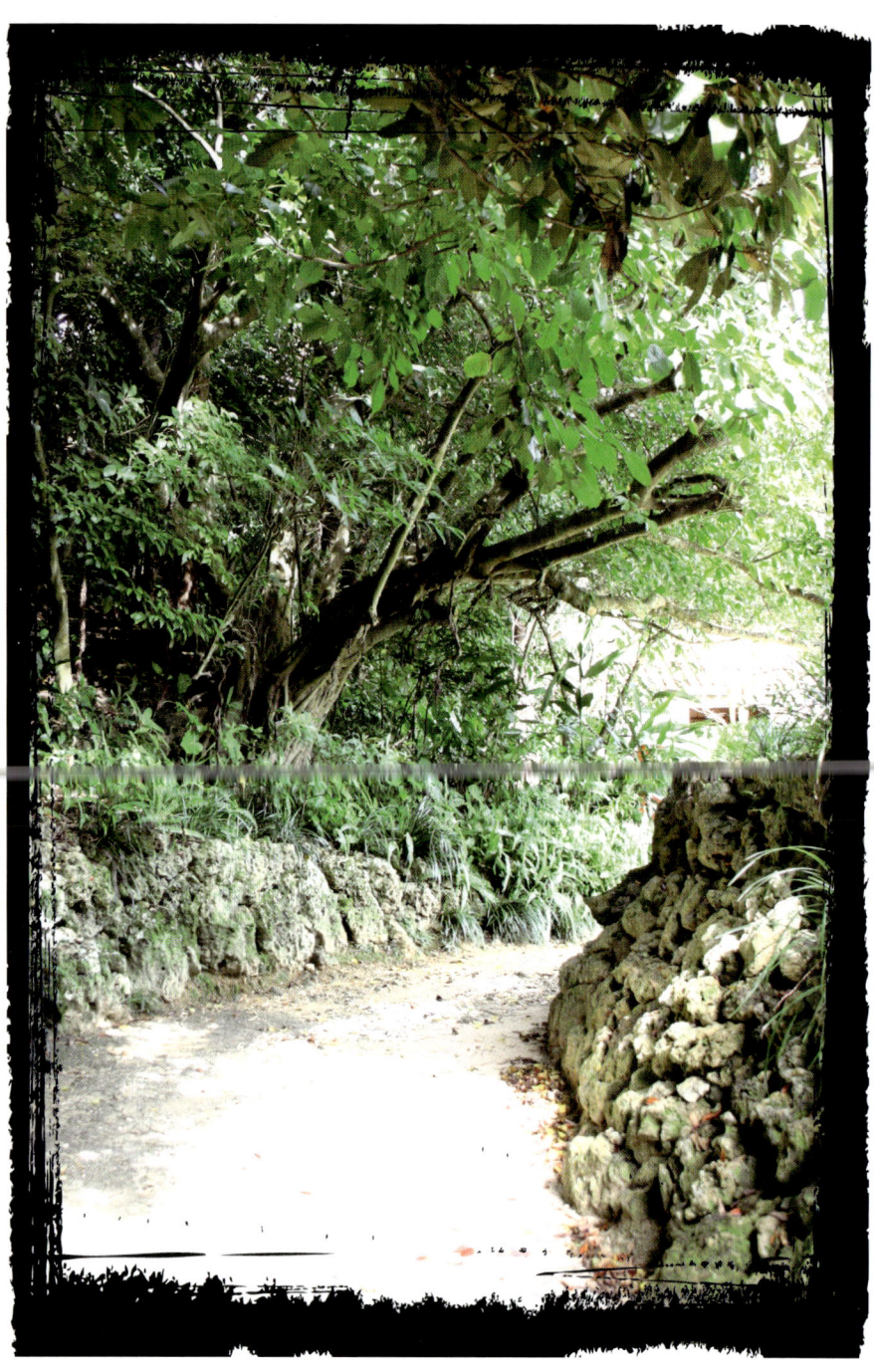

Mit Plan und Ziel:
Der Ikigai-Baukasten

Ikigai nennen die alten Okinawer diesen einen, ganz speziellen Grund, der das Leben für sie lebenswert macht. Ikigai ist ihre Lebensaufgabe, ihre Leidenschaft, ihr ganz persönliches Steckenpferd.

Sie haben Ihr Ikigai bereits gefunden? Sie tauchen völlig ab und vergessen Raum und Zeit, wenn Sie mit Ihren Kindern oder Enkeln spielen, Zaubertricks üben, sich der Porträtfotografie widmen oder Süßwasserschnecken züchten? Wunderbar! Dann wissen Sie bereits, mit welchen Aktivitäten Sie Ihr Programm an diesen beiden Wochenendtagen bestreiten werden. Frönen Sie Ihrer Passion!

Wenn Sie aber noch auf der Suche nach Ihrem ganz speziellen Daseinsgrund sind, hilft Ihnen sicher unser Ikigai-Baukasten. Wie immer geht es auch hier darum, einen Anfang zu finden: Es muss nicht gleich die ganz große Lebensaufgabe sein, der Sie sich an diesem Wochenende widmen. Auf Okinawa-Art leben, heißt, immer ein Ziel vor Augen zu haben – zu wissen, wohin die nächsten paar Schritte gehen und wozu sie gut sind. Was ist zu tun? Was steht gerade an? Für unser Wochenende wollen wir es genauso halten.

Der Ikigai-Baukasten ist als offenes System gedacht: Sie können ihn beliebig erweitern. Welche Themen interessieren Sie? Welche Aktivitäten fallen Ihnen dazu ein? Notieren Sie Ihre Ideen gleich, damit sie nicht in Vergessenheit geraten. Könnte gut sein, dass Sie beim Spielen mit themenbezogenen Aktivitäten auf Ihr eines wahres Ikigai stoßen: Ihren ganz persönlichen Grund zu leben.

Nicht jeder von uns kann oder mag sich mit Feldarbeit vergnügen, und das Flechten von Körben aus Palmblättern oder die Aufzucht von Kampfstieren ist auch nicht jedermanns Ding. Wir haben darum versucht, das traditionelle Lebenskonzept von Okinawa auf unser modernes westeuropäisches Umfeld zu übertragen. Herausgekommen ist unser Ikigai-Baukasten: Wählen Sie zuerst ein Thema aus, das Ihnen zusagt, und entscheiden Sie sich dann für die Aktivität, zu der Sie im Augenblick am meisten Lust haben.

Ihre Wahl bestimmt, welche Unternehmungen am Samstagnachmittag, Sonntagvormittag und Sonntagnachmittag auf dem Plan stehen. Achten Sie auch hier auf Ihr Gefühl: Wenn Ihnen am Sonntag eine Aktivität genügt, dann setzen Sie sich nicht unter Druck. Denken Sie an die »uchina time« und hetzen Sie sich nicht! Vielleicht besuchen Sie stattdessen auch ganz einfach Ihre Nachbarn.

Der Ikigai-Baukasten

Entscheiden Sie selbst: Wonach steht Ihnen der Sinn?

Wellness & Bewegung

- Ins Thermalbad zum Schwimmen und Saunieren gehen.
- Sich mit einem Partner/einer Partnerin gegenseitig ein Fußbad machen, die Füße pflegen und mit einem guten Öl massieren.
- Mit dem Fahrrad gemächlich am Flussufer entlangfahren.
- Einen Jahreszeitenspaziergang durch Feld, Wald und Wiese unternehmen.

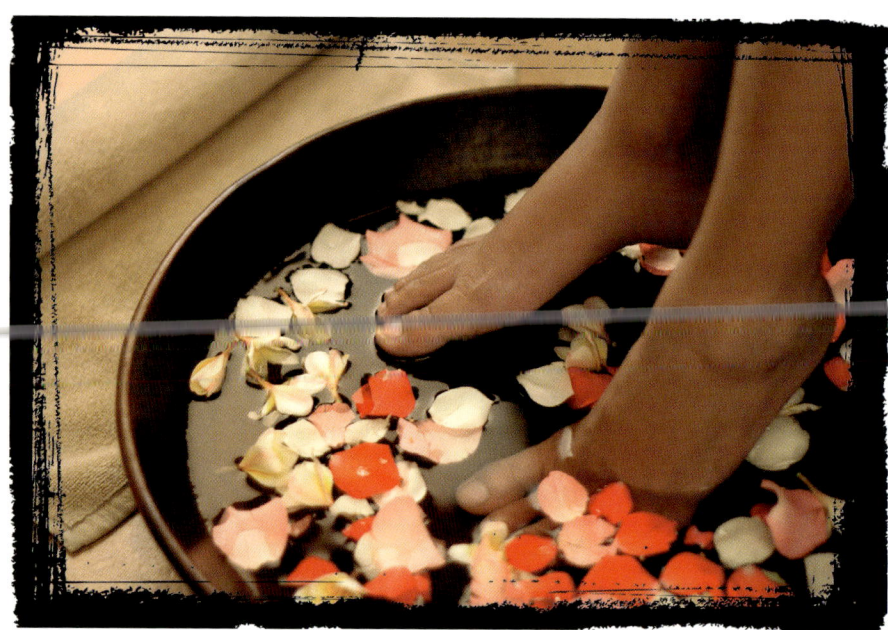

Bildung & Information

- Im botanischen Garten spazieren gehen.
- In der eigenen Region nach Spuren der Geschichte suchen.
- Eine themenorientierte Führung im eigenen Umfeld mitmachen.
- Das älteste Gebäude der Gegend aufspüren und es besichtigen.

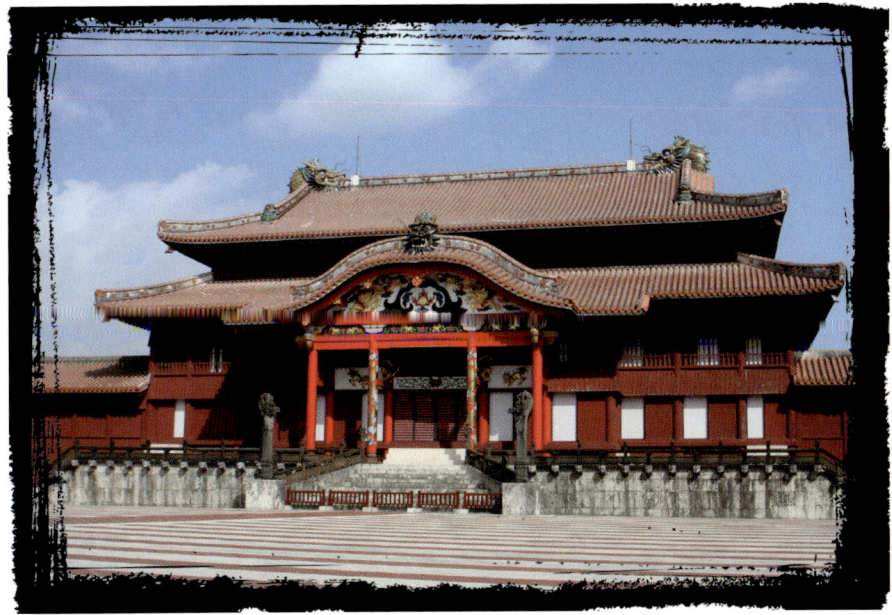

Spiel & Abenteuer

- Im Hochseilgarten oder in einer Kletterhalle zum Klettern gehen.
- Einen Drachen basteln und steigen lassen.
- Mit Freunden gemeinsam eine Runde Minigolf spielen.
- In einer Segelschule einen Schnupperkurs besuchen.

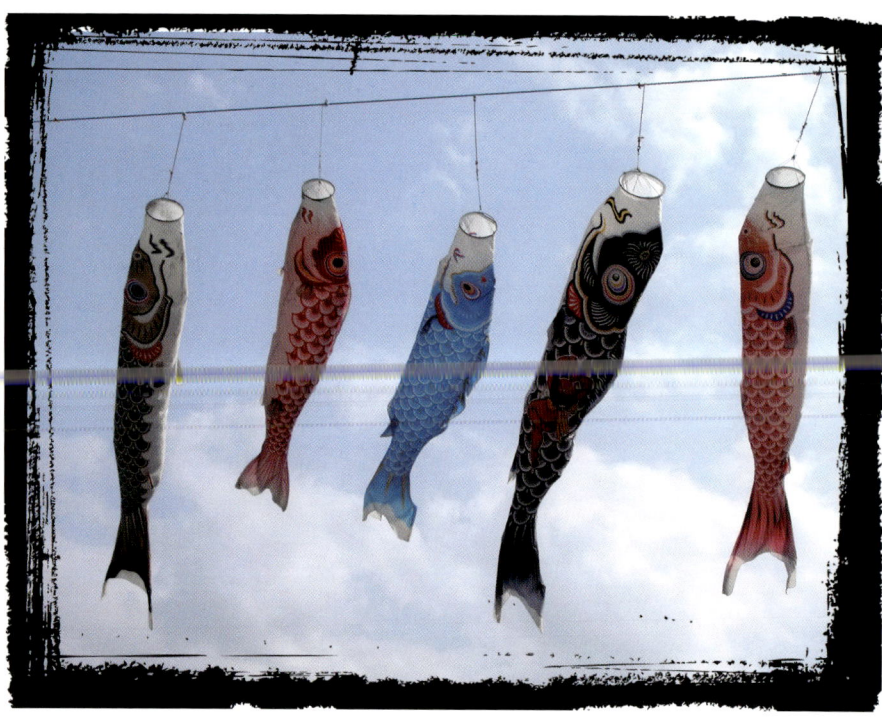

Ordnen, verschönern, Ballast abwerfen

- Den Kleiderschrank/Keller/Dachboden aufräumen und Überflüssiges aussortieren.
- Den Wandanstrich in einem Zimmer erneuern.
- Mit Freunden reihum in jeder Wohnung die Fenster putzen.
- Gemeinsam mit Freunden das Auto/Motorrad/Fahrrad waschen und polieren.

Hat Ihnen der kleine Wochenendausflug zu den Inseln der glücklichen Alten gefallen? Vielleicht lassen Sie sich inspirieren, auch darüber hinaus die eine oder andere Anregung in Ihren Alltag zu übernehmen.

Damit auch Sie gesund und munter 100 werden.

Oder 120?

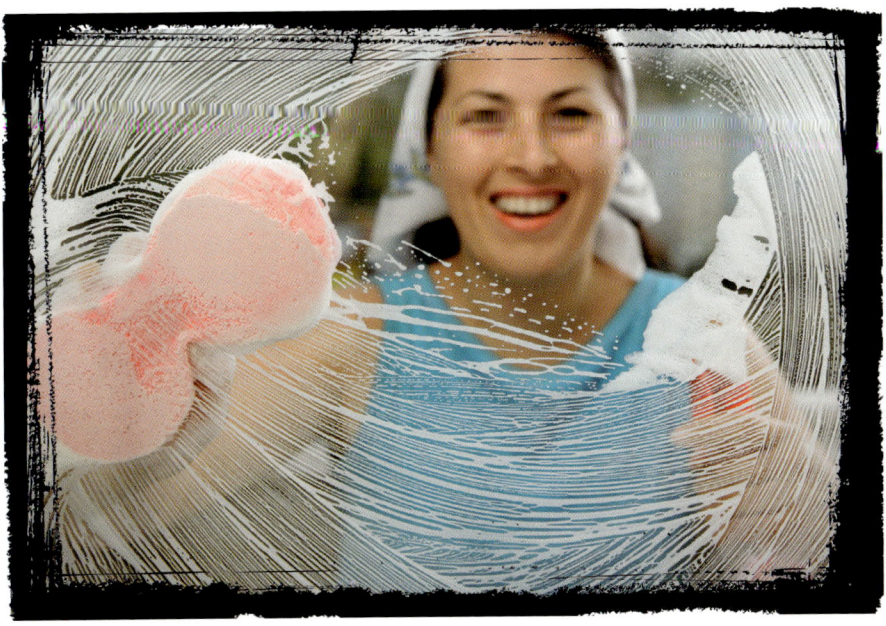

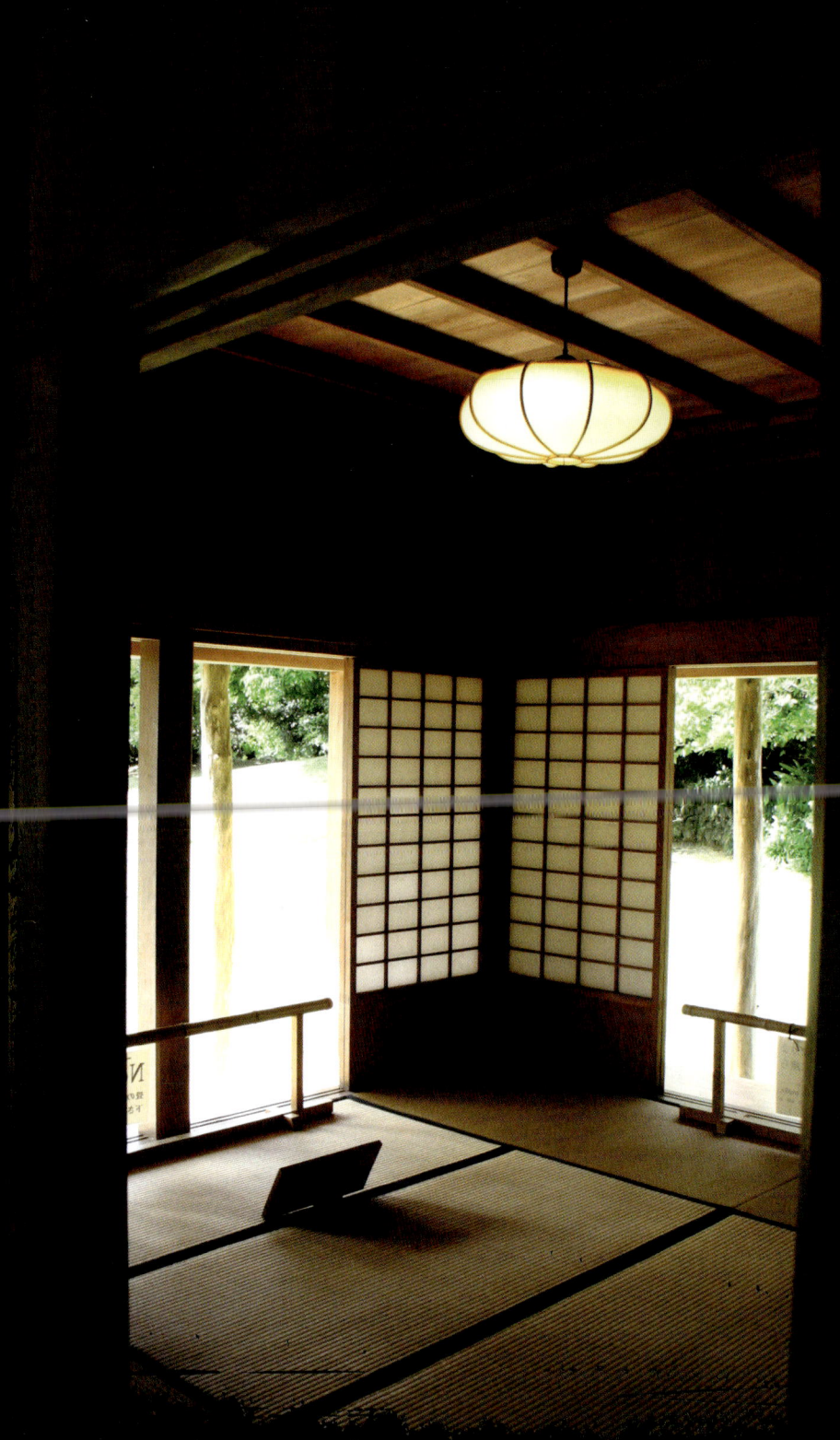

Anhang

Bezugsquellen

Die Märkte Okinawas bieten eine unermessliche Fülle an verschiedenen Sorten von Obst, Gemüse, Algen, Meeresfrüchten und Fisch. Wenngleich das Angebot hierzulande in den letzten Jahren deutlich vielfältiger geworden ist, sind lokale Spezialitäten aus dem Ryūkyū-Archipel nur selten anzutreffen.

Die in unseren Rezepten angegebenen Zutaten haben wir aber im Frankfurter Raum in Asia-Märkten, Japanläden und bei gut sortierten asienstämmigen Gemüsehändlern entdeckt. Sollten Sie Schwierigkeiten beim Besorgen des einen oder anderen Lebensmittels haben, verzweifeln Sie nicht, sondern machen Sie es wie die Okinawer: Freuen Sie sich über das, was es gibt. Probieren Sie für das, was es nicht gibt, Alternativen aus. Experimentieren Sie! Am Ende kommt Ihre eigene, individuelle Rezeptur heraus – Ihr ganz persönliches Chanpuru.

Bücher

George Kerr, *Okinawa: The History of an Island People,* Tuttle Publishing, North Clarendon/VT, überarbeitete Ausgabe 2000

Choki Motobu, *Okinawa Kempo Karate Jutsu: Die Lehren des ersten großen Karate-Kriegers,* japanische Originalfassung aus dem Jahr 1926, deutsche Übersetzung über Sportimex J. F. Baer GmbH, München 2008

Bradley Willcox, Craig Willcox, Makoto Suzuki, *The Okinawa Program,* Three River Press, New York 2001

Bradley Willcox, Craig Willcox, Makoto Suzuki, *The Okinawa Diet Plan,* Three River Press, New York 2004

Studien & wissenschaftliche Arbeiten

Okinawa Centenarian Study, Langzeitstudie, Beginn 1975, Leitung: Prof. Dr. Makoto Su-zuki, University of the Ryukyus, Informationen unter www.okicent.org

GISELA-Studie: Ernährungs- und Gesundheitszustand von Senioren, Langzeitstudie, Be-ginn 1994, Leitung: Prof. Dr. Monika Neuheuser-Berthold, Institut für Ernährungswissen-schaft, Justus-Liebig-Universität, Gießen, Download unter www.suessefacts.de/download/wpd0401.pdf

Redundanz, Altern, Innovation, Kazue Haga und Jochen Röpke, Universität Marburg, Download unter www.staff.uni-marburg.de/~rassidap/mafex/Publikationen/Dokumente/mafex_hk_rj_redundanz.pdf

Websites

Präfektur-Regierung: www.wonder-okinawa.jp

Okinawa Convention and Visitors' Bureau: www.ocvb.or.jp

Okinawa Prefectural Museum: www.museums.pref.okinawa.jp

Zeitschrift *The Okinawan* (Berichtet vierteljährlich über Karate, Kultur, Menschen, Natur): www.theokinawan.com

Audio-CDs

Okinawa Iyashiuta Chimugusui, Label »Japan« (Megaphon Import Service)

For You, Vol. 3: *Okinawa & Ryukyu Karano,* Label „JVC Victor"

Artikel in Zeitschriften

»Mit 70 ein Kind, mit 80 Jugendlicher«, Text: Anne Schneppen, *FAZ,* 26. Februar 2004

»Die Generation 100plus«, Text: Jochen Wegner, *Focus* Nr. 17, 2005

»Vergessen Sie Ihr Geburtsdatum«, Text: Martin Kunz, Ulrike Bartholomäus und Silvia Sandies, *Focus* Nr. 48, 2005

»Die Insel der glücklichen Alten«, Text: Hania Luczak, Fotos: Peter Menzel, *GEO* Nr. 12, 2005

»Vital und gesund 100 werden«, Text: Dan Büttner, Fotos: David McLain, *National Geographic Deutschland*, Januar 2006

»Schlüssel zur Langlebigkeit«, Text: David A. Sinclair und Lenny Guarente, *Spektrum der Wissenschaft*, Oktober 2006

»Die missbrauchte Insel«, Text: Sandra Schulz, Fotos Chris Steele-Perkins, *Mare* Nr. 58, November 2006

»Wanne Uchinanchu – I am Okinawan: Japan, the US and Okinawa's Endangered Languages«, Text: Patrick Heinrich, Interview mit Fija Bairon, *The Asia Pacific Journal,* Japan Focus, 22. November 2007, zu lesen unter www.japanfocus.org/products/details/2586

»Zwischen Japan und Amerika: Okinawa – die bittere Idylle einer Insel im Ostchinesischen Meer«, Text: Florian Coulmas, *Neue Züricher Zeitung,* 27. November 2008

Fernsehreportagen

»Die Insel der Hundertjährigen«, *ARD Weltspiegel,* Mario Schmidt, Erstausstrahlung 25.07.2004

»Japan: 400 Jahre Stierkampf-Tradition«, *SWR*, Mario Schmidt, Erstausstrahlung 08.08. 2004

»Wundergurke für ein langes Leben«, *NDR*, Mario Schmidt, Erstausstrahlung 18.08.2004

»Hallo Buffet: Kampfsportarten und Selbstverteidigung – Karate«, Erstausstrahlung 17.03.2006

»Die Inseln der Hundertjährigen«, *ARD Tagesthemen,* Mario Schmidt, Erstausstrahlung 24.04.2008

»Die Okinawa-Inseln: Hundert Jahre …«, *Arte-Reihe* »*Traumhafte Küsten*«, Jean-Michel Vennemani, Erstausstrahlung 01.09.2008

Kinofilm über die Schlacht von Okinawa

»Die Hölle von Okinawa«, Regie: Lewis Milestone, Drehbuch: Michael Blankfort, Premiere in Deutschland 1952 (Das Original »The Halls of Montezuma« kam 1951 heraus.)

Bildnachweis

Register

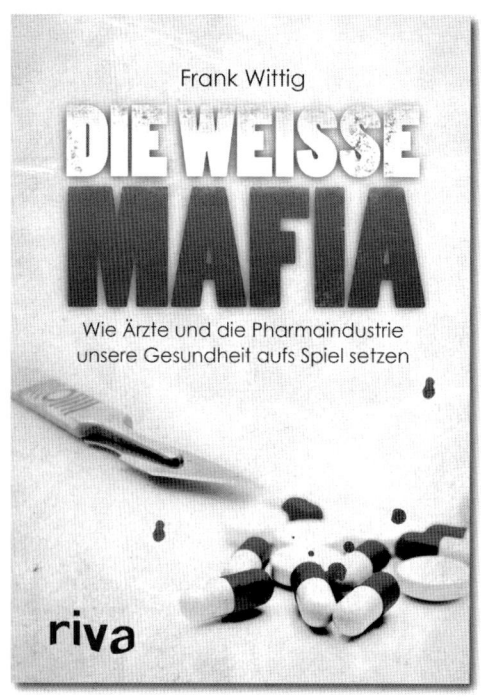

224 Seiten
Preis: 19,99 € (D)
978-3-86883-271-6

Frank Wittig

DIE WEISSE MAFIA
Wie Ärzte und die Pharmaindustrie unsere Gesundheit
aufs Spiel setzen

In unserem Gesundheitssystem herrschen mafiöse Verhältnisse. Um den Profit der Ärzte und der Gesundheitsindustrie zu sichern, werden überflüssige Operationen durchgeführt und Medikamente verschrieben, die mehr schaden als nutzen. Gesunde werden zu Kranken erklärt, weil Laborwerte willkürlich festgelegten Normen nicht entsprechen oder Röntgenbilder völlig unbedenkliche Abweichungen vom Ideal zeigen. Die industrienahe »medizinische Selbstverwaltung« weigert sich, auf wissenschaftliche Erkenntnisse zu reagieren, und verhindert so den Fortschritt – vor allem, wenn die Wissenschaft gut etablierte Geschäftsmodelle bedroht.

Der mehrfach preisgekrönte Wissenschaftsjournalist Frank Wittig recherchiert seit vielen Jahren im Medizinbetrieb und ist dort auf skandalöse Zustände und eine »weiße Mafia« aus Ärzteschaft und Industrie gestoßen, die sich gnadenlos an Gesunden und Kranken bereichert. Wittig deckt auf, wo es krankt im System, und gibt Hinweise, wie wir als Patienten beim Kontakt mit Medizinern das Risiko verringern, Opfer der weißen Mafia zu werden. Ein Buch, das anklagt, aufrüttelt und aufklärt. Denn Erkenntnis ist der erste Weg zur Besserung – des Systems und der eigenen Gesundheit.

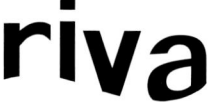

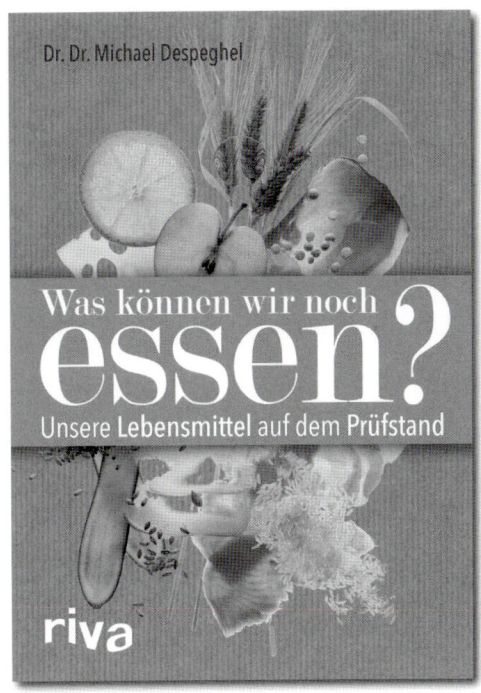

224 Seiten
Preis: 16,99 € (D)
978-3-86883-263-1

Dr. Dr. Michael Despeghel

WAS KÖNNEN WIR NOCH ESSEN?

Unsere Lebensmittel auf dem Prüfstand

In Zeiten von Fleischskandalen, Genmais, landwirtschaftlicher Massenproduktion und Epidemien durch verunreinigte Nahrungsmittel haben wir die Orientierung und das Vertrauen in unser Essen verloren. Was können wir noch essen? Dieses Buch liefert klare und für jedermann verständliche Antworten auf diese Frage. Dabei finden nicht nur gesundheitliche, sondern auch ökologische und ethische Aspekte Beachtung. Das Buch bespricht alle bei uns gängigen Nahrungsmittel – von Gemüse und Obst über Brot, Fleisch und Fisch bis zu Fertiggerichten und Fast Food. Tabellen zeigen auf einen Blick die jeweiligen Eigenschaften und Inhaltsstoffe der Produkte. Sie ermöglichen es dem Leser, sich im heutigen Ernährungsdschungel zurechtzufinden und Lebensmittel auszuwählen, die ihm guttun und die Umwelt schonen. Lernen Sie, sich gesund und nachhaltig zu ernähren – Ihr Körper und unsere Umwelt werden es Ihnen danken.

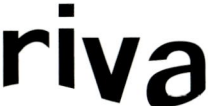

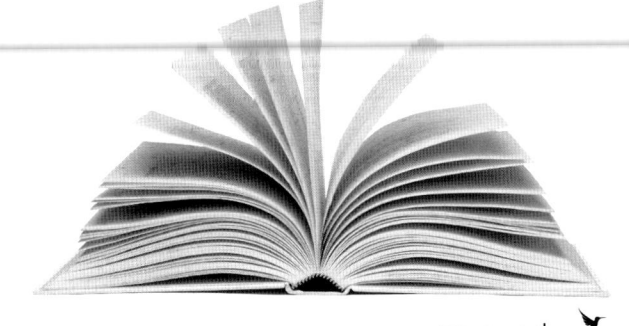